超声引导下
肌筋膜触发点治疗图谱

郑拥军　著

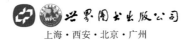
世界图书出版公司

上海·西安·北京·广州

图书在版编目（CIP）数据

超声引导下肌筋膜触发点治疗图谱 / 郑拥军著. ——
上海：上海世界图书出版公司, 2020.4
ISBN 978-7-5192-6250-1

Ⅰ.①超… Ⅱ.①郑… Ⅲ.①超声应用 – 肌肉疾病 –
诊疗 – 图谱② 超声应用 – 筋膜疾病 – 诊疗 – 图谱Ⅳ.
①R685-64 ② R686.3-64

中国版本图书馆 CIP 数据核字（2019）第 099359 号

书　　名	超声引导下肌筋膜触发点治疗图谱	
	Chaosheng Yindao Xia Jijinmo Chufadian Zhiliao Tupu	
著　　者	郑拥军	
责任编辑	芮晴舟	
封面设计	袁　力	
出版发行	上海世界图书出版公司	
地　　址	上海市广中路 88 号 9-10 楼	
邮　　编	200083	
网　　址	http://www.wpcsh.com	
经　　销	新华书店	
印　　刷	杭州宏雅印刷有限公司	
开　　本	890 mm × 1240 mm　1/32	
印　　张	8.25	
字　　数	200 千字	
版　　次	2020 年 4 月第 1 版　　2020 年 4 月第 1 次印刷	
书　　号	ISBN 978-7-5192-6250-1/R·497	
定　　价	80.00 元	

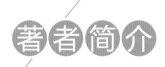

著者简介

郑拥军

复旦大学附属华东医院疼痛科主任

医学博士

首届国家"国之名医·青年新锐"称号
　　获得者

中华疼痛学会上海分会副主委

中华医学会疼痛学分会全国青年委员

中西医结合麻醉学会全国青年委员

上海市社会医疗机构协会疼痛医学分会
　　副主任委员

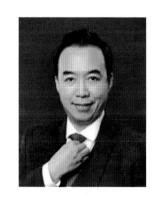

中国医疗保健国际交流促进会区域麻醉与疼痛医学分会委员

中国非公立医疗机构协会疼痛专业委员会第一届委员会副秘书长

第一届全国卫生产业企业管理协会社会办医分会常务理事兼副秘
　　书长

上海市中医药学会第一届针刀医学分会副主任委员

上海市社会医疗机构协会疼痛医学分会副会长

上海中西医结合麻醉与疼痛学会委员兼秘书

上海市康复医学会第一届疼痛康复专业委员会常务委员

上海中医药疼痛学会常务委员

长期从事慢性疼痛的基础和临床研究。曾在哈佛、斯坦福等美国多家著名疼痛中心研修，获得专利16项，其中发明专利2项。发表论文10余篇，其中SCI论文6篇，熟练进行各种慢性疼痛在超声引导下的微创治疗。采用各种微创神经介入手术治疗三叉神经痛、椎间孔镜治疗腰椎间盘突出症、射频调节带状疱疹后遗神经痛、CT引导下腰交感神经治疗老寒腿和糖尿病溃疡。

前言

　　疼痛是人类发展史上的古老问题，疼痛病症也一直是我国传统医学诊脉调方的关注重点，在古书典籍中都有大量记载。但疼痛医学在我国现代医学领域却是一门新兴学科。自1989年成立国际疼痛学会中国分会，1992年成立中华医学会疼痛学分会，到2007年卫生部在《医疗机构诊疗科目名录》中增加"疼痛科"诊疗科目，正式将疼痛科列为一级临床诊疗科目，我国疼痛学科发展走过了30载，至今已有20多个省市成立了地方疼痛（学会）专业委员会，各地各级医院已经、正在或即将成立疼痛诊疗中心、疼痛科或疼痛门诊，疼痛学科发展进入到快速成长期。

　　30年来，我们欣喜地看到，疼痛医学的研究逐渐深入，从人体的组织结构到相关的基础研究，参与的学者越来越多，跨学科跨专业协作成为常态，研究成果不断涌现，诊疗手段越来越丰富。对疼痛机制、疼痛学说的认识，逐渐从骨源性、肌（筋膜）源性、盘源性、血管源性、神经源性等某一方面，拓展到涵盖心理、生理、社会多因素的疾病模式，然后再进一步深入到循环、代谢、信号转导等分子水平，都极大地丰富了疼痛学的理论框架，给未来揭开疼痛的奥秘奠定了良好的基础。

　　肌筋膜源性疼痛，是疼痛医学近几年关注的重点之一。肌筋膜炎，又名肌筋膜疼痛触发点、扳机点、激痛点、肌筋膜疼痛综合征等。作为"肌筋膜疼痛触发点（MTrPs）"的专业术语，最早是由美国临床教授珍妮特·G.特拉维尔（Janet G. Travell）在1942年提出的，可分为潜在MTrPs和活化MTrPs。肌筋膜触发点（trigger point）是骨骼肌肌肉能够激惹疼痛的某一特定位置，这个位置通常可以摸到一个疼痛结节和绷紧肌纤维痉挛带，触压时有疼痛加重和局部肌肉颤搐以及可能引起的远处牵涉痛；常有交感现象、易疲劳、睡眠障碍等一系列以疼痛为主的症候群。我们知道，人体的骨骼是人体的支柱，支撑着身体，成人有206块骨，骨与骨之间一般用关节和韧带连接起来。人体全身肌肉约有639块，占体重的35%～40%，约由60亿条肌纤维组成，其中最长的达60 cm，最短的仅有1 mm左右，肌肉内毛细血管的总长度可达10万 km。骨、关节和骨骼肌3种器官组成运动系统。发生在三者的疼痛，特别是慢性疼痛，占据了疼痛门诊患者的很大比重。

　　肌筋膜疼痛触发点是一种很常见的疼痛症状，几乎每个人在不同时期都会饱受它的折磨。一般状态下，骨骼肌上会存在一些因慢性损伤而引起的潜在触发点，这些潜在触发点可被创伤、疲劳、抵抗力下降、感染、营养物质缺乏等致病因素活化，这些活化触发点在骨骼肌上会出现异常挛缩结节样的病理性肌纤维，并表现为自发性疼痛，也可激发局部或远处牵涉痛，针刺和触压这些活化触发点时会引发肌肉局部抽搐反应。帕尔塔宁（Partanen）等一项临床研究表明，至少40%的骨骼肌疼痛为触发点活化所致。在美国，30%～85%的疼痛人群被诊断为患有触发点症状。博尼卡（Bonica）指出，美国每年因慢性疼痛而丧失劳动力造成的损失数以10亿计。当前，随着生活节奏的加快和计算机的普及，触发点引发的慢性疼痛人群更是趋于逐年增高的趋势。因此，触发点的病理机制研究和治疗方式的选择引起了疼痛界的重视和关注。需要指出的是，临床触发点的治疗效果主要取决于两个最主要的因素：精准定位和安全性。围绕着这两个因素，临床上也进行了大量的研究和探索，从经验医学到实证医学，从盲探治疗到可视化引导，从静态评估到动态判断，临床医生提出了理想化的要求，但当前阶段很难完全满足，而临床上目前应用成熟、逐渐普及推广的超声技术对于经验丰富的医生来说，已经是一个很好的选择，故此成书，仅供借鉴。

　　该书作为疼痛学领域的参考书目，既参考总结了国内外学者的相关资料和出版文献，也增加了编者团队关于超声的理论知识和临床实践经验，以便于广大读者系统地理解与把握肌筋膜触发点诊疗的理论和操作，为进一步研究肌筋膜源性疼痛起到抛砖引玉的作用。但不可否认的是，由于我们的理论及经验不足，尚请广大读者批评指正。

郑拥军

博士

复旦大学附属华东医院疼痛科主任

2019.3 于上海

目录

第一章	概论	001

第一节　肌筋膜触发点概述　001
第二节　肌筋膜触发点的超声影像解剖和应用　013

第二章	头颈部	021

第一节　头面部　021
第二节　颈前部　034
第三节　颈后部　057
第四节　头颈部主动拉伸　082

第三章	胸肩部	085

第一节　胸背　085
第二节　胸前　097
第三节　肩　106

第四章　上肢　132

　第一节　上臂　132
　第二节　前臂　142

第五章　腰臀部　163

　第一节　椎旁肌　163
　第二节　腹肌　173
　第三节　臀部肌肉　181

第六章　下肢　194

　第一节　大腿　194
　第二节　小腿　212

参考文献　239

概　论

第一节　肌筋膜触发点概述

一　肌筋膜疼痛触发点理论的发展简史

1982年，珍妮特·G.特拉维尔（Janet G. Travell）和戴维·G.西蒙斯（David G. Simons）编著的《肌筋膜疼痛和功能障碍：触发点手册》第1版问世，特拉维尔（Travell）教授第一次提出肌筋膜痛性触发点理论，即众多的来自非器质性神经肌纤维的疼痛综合征都是由于肌筋膜痛性触发点所造成的，开创了这一理论体系的先河。

珍妮特·G.特拉维尔教授在诊疗工作中引入和扩展了肌筋膜触发点（myofascial trigger point）的概念，并以此来诊疗肌肉源性疼痛，戴维·G.西蒙斯教授之后补充了该理论，他们之前从未在一篇综合性文章中系统介绍过。这种触发点是由某种原因引起骨骼肌内张力带的形成，造成肌内长期的肌力不平衡，进而导致一系列的肌筋膜痛性综合征。限于诊断手段的不足及诊断工具的缺乏，当时只能通过触诊来确定触发点，推断出肌筋膜触发点是造成局部肌肉疼痛以及远处牵涉痛的原因。特拉维尔教授提出的这种疼痛模式，是基于数十年来患者的自我报告，以及教授对患者疼痛描述所绘制的图纸的定性指标，缺乏如现在的成像技术或生物电检查等客观的实验室检查来明确触发点，而且牵涉痛在当时既不被充分理解也未被广泛接受，因此在当年的全国医学会议上该理论遭到了专家们的怀疑和嘲笑，认为是无稽之谈。引发争议主要原因是其理论缺乏客观的肌肉诊断指标，以及当时的主流医学无法理解肌肉源性疼痛的概念。

1992年，特拉维尔和西蒙斯编著的《肌筋膜疼痛和功能障碍：触发点手册》第2版出版，1999年《触发点手册》出版，肌肉骨骼疼痛的触发点理论不断完善和发展。特别是1999年周围和中枢疼痛机制的病理生理学的提出，美国国立卫生研究院的杰伊·沙阿（Jay Shah）教授等进行的触发点环境的微透析分析对肌筋膜触发点解剖学和生理学研究，以及西克达尔（Sikdar）教授、哈佰德（Hubbard）教授以及洪（Hong）教授等人对触发点的电诊断特征的贡献，以大量的临床病例和实验方面的实践，证实了触发点的存在和病理生理及神经生理学的基础。而且，自《肌筋膜疼痛和功能障碍：触发点手册》第2版出版以来，触发点理论得到了临床医师的广泛阅读和大量实践，收到了相当不错的疗效，许多患者的疼痛得到了明显的缓解。

二 肌筋膜疼痛综合征及触发点的定义

虽然，目前临床上肌筋膜疼痛和肌肉骨骼疼痛这两个术语经常互换使用，但决不能相互混淆。肌肉骨骼疼痛包括在肌肉水平上感知到的所有类型的疼痛，而肌筋膜疼痛是指肌肉或其筋膜内出现触发点所致的一种特殊综合征。

虽然，现在学术界对于肌筋膜疼痛综合征（myofascial pain

syndrome，MPS）的定义较多，但最经典的仍旧是由西蒙斯教授最初提出的"由肌筋膜触发点引起的感觉、运动和自主症状的综合征"（complex of sensory, motor and autonomic symptoms that are caused by myofascial trigger points）。因而肌筋膜疼痛触发点被定义为：在肌肉或筋膜局部出现的挛缩条索或硬结，通过特定的触诊手法可产生肌纤维的局部抽搐反应，当出现过度活化时会引起疼痛、压痛和自主神经现象以及牵涉处（称为靶点）的功能障碍。

三 肌筋膜疼痛综合征的诊断

根据1999年西蒙斯教授提出的诊断标准，如果满足5个主要标准和3个次要标准中的至少1个，则可以诊断为肌筋膜疼痛综合征。

（一）主要标准

1. 局部自发性疼痛。
2. 特定牵涉区的自发性疼痛或感觉改变。
3. 肌肉触痛点周围常可触及痛性紧绷的带状或条索状结构。
4. 与肌肉触痛点周围带状或条索状结构重合的局部压痛。
5. 有一定程度地减少运动范围。

（二）次要标准

1. 通过按压触发点可以复制出既往自发性的疼痛和感觉改变。
2. 通过触诊或针刺可产生肌纤维颤搐。
3. 肌肉牵伸或注射治疗可缓解触发点的疼痛。

随着客观诊疗方法的应用，肌筋膜疼痛综合征的诊断依据得以更新。笔者认为，在诊断肌筋膜疼痛综合征前，应该先排除疼痛是否来自器质性和其他的病变，如患者存在神经系统疾病、脏器疾病、感染性疾病、精神心理性疼痛。若已经排除上述情况，患者表现下述诊断依据，可明确诊断（图1-1-1）。

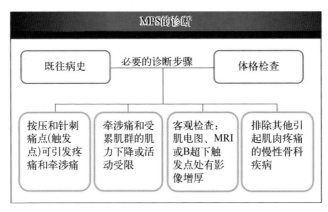

图1-1-1　MPS的诊断

1. 病史：突然发作的肌肉过用或跟随发作的短暂时期后的疼痛；反复和慢性过用受累肌肉而引起的肌痛；无明原因的肌肉疼痛。

2. 触诊：肌肉触痛点和痛点处周围常可触及痛性拉紧的带状或条索状结构。

3. 牵涉痛：每个肌的痛点（触发点）伴有特征性的远处牵涉痛。

4. 受累肌肉的运动和牵张范围受限和肌力稍变弱。

5. 快速触诊和针刺痛点（触发点）可引发局部颤搐。

6. 按压和针刺痛点（触发点）可引发疼痛和牵涉痛。

7. 客观指标：静息状态下，肌电图上可记录到定位触发点处的自发性电位。MRI或B超下触发点处有影像增厚。

8. 排除其他引起肌肉疼痛的慢性骨科疾病如椎间盘突出、骨关节退行性病变、急性骨关节外伤或某些神经和精神方面的疾患等。

9. 触发点的红外热像检查：红外热像技术是利用红外辐射照相原理研究体表温度分布状态的一种现代物理学检测技术，又称温差摄像。

热像图应用于临床医学，称为医用红外热像图。它能精确地记录出人体体表温度变化和分布形态，是研究人体温度变化、观察疾病的一项无创功能性检测技术。用物理学的观点来看，人体是一个天然的红外辐射源，它无时无刻地对外发射红外辐射能。研究证明，这种红外辐射与人体的血液循环、组织代谢、神经的功能状态和组织结构密切相关。正常的人体功能状态有正常的热图，异常的功能状态有异常的热图。比较和分析正常和异常热图的差异和规律，就可用于诊断、推论机体的生理、病理状态。结合临床，可以指导和辅助临床医学的诊断和治疗。

皮肤是人体温度的辐射器，是散热最重要的场所，人体散热主要通过皮肤的热辐射，至于传导、对流、蒸发散热就成了次要途径。

因此在正常室温略低于体温条件下，用热像图方法观测皮肤辐射能与一般接触式测温方法不同。热像图不仅反映出皮肤温度的变化，而且还能观察出皮肤辐射的增减。这不但能更精确地测定体表大面积温度的细微变化，而且还能绘出热像图来，可以通过探查人体辐射能的变化观察研究疾病的规律。

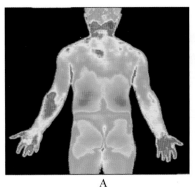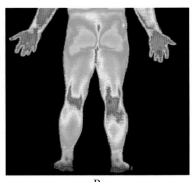

A   B

图1-1-2　红外热像示意图（A、B）

在触发点较为丰富的区域，一般红外热像图会显示局部温度偏高，有助于临床诊断及找寻触发点（图1-1-2）。

由于临床医生多采用盲法的方式进行诊断及治疗时常常缺乏具有客观诊断依据，而且采用盲法穿刺无法准确显示治疗区域的神经血管，容易导致治疗过程中的损伤，虽然目前尚未报道过触发点的超声成像，但是超声下已经成功地记录了通过按压触诊引起的典型的局部颤搐。据诊断标准第6点，本书将系统介绍采用超声引导下肌肉触发点的诊断及治疗方法，以期达到更量化的肌筋膜触发点的诊疗规范。

四　肌筋膜疼痛综合征的流行病现况

流行病调查显示，30～60岁人群中肌筋膜疼痛综合征的平均患病率为：男性37%，女性65%；老年人（>65岁）患病率达到85%。因此，随着人口老龄化趋势，肌筋膜疼痛综合征的诊疗更应该得到疼痛科医生的重视。

五 肌筋膜疼痛综合征触发点的病因

肌筋膜疼痛综合征出现的触发点（myofacial trigger points，MTrP），理论上分为两类，一类是活化MTrP，主要表现为自发性疼痛、局部或远处牵涉性疼痛、关节活动受限等；另一类潜在MTrP，主要表现为在没有机械性刺激的情况下，不会产生自发性疼痛。

人体的肌肉受到急性或者慢性损伤后，可能会产生一个或多个潜在触发点，潜在触发点长期处于相对静止的状态中，仅有局部的疼痛，如果一块肌肉的疼痛触发点长期得不到治疗，当创伤、疲劳、免疫力降低、营养物质缺乏、人体姿势长期失衡等因素刺激潜在触发点时，它们可以转化为活化触发点，导致触发点疼痛区域的大面积疼痛（图1-1-3），并经触发点通路传导致远处牵涉性疼痛和自主神经高度过敏，形成一组如受累肌肉疼痛及肌无力、骨骼肌牵张范围减小和关节运动受限。如果肌肉的潜在触发点长期得不到治疗还会造成机体局部力学失衡，而且同一力

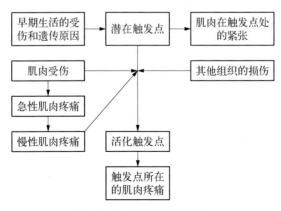

图1-1-3 触发点疼痛区域

学功能的其他骨骼肌和拮抗肌也会受到间接的过用性损伤，最终导致触发点活化，造成整个关节的功能障碍。如肩周炎患者开始时只是某个肩袖肌的功能障碍，随即出现肩胛下肌、大圆肌的受累，同时还有喙肱肌和肱三头肌受累，肩关节的上举和内旋内收等困难。另外，疼痛触发点靠近血管和内脏器官的位置会干扰相邻器官和血管的功能而出现相应症状。临床上称这些症状统称为肌筋膜疼痛综合征。

六 病理生理机制

MTrP的病理生理机制是由于异常肌运动终板神经末梢处的乙酰胆碱浓度，在休息状况下存在着病理性增高，结果引起肌的后连接持续地去极化，从而产生持续性肌节缩短和肌纤维收缩。因此，出现了运动终板处的收缩结节，这种慢性持续的肌节缩短将大大地增加局部能量的消耗和局部血液循环的减少；局部缺血和低氧可刺激神经血管反应物质的释放，这些物质使传入神经致敏而引起触发点疼痛。这些物质又可以刺激异常的乙酰胆碱释放，形成了一个正反馈环的恶性刺激环路，对短缩肌节的拉长可以打破这个环路，被假设为局部能量危机。如果长期短缩肌节，会产生受累骨骼肌周围筋膜的挛缩，而妨碍肌肉牵张治疗；当伤害性感受器被致敏时，由传入神经将疼痛信号传入脊髓，产生了中枢疼痛信号，再扩散到邻近的脊髓节段引起牵涉痛；长期的中枢疼痛致敏可以增高神经元的兴奋性和神经元受体池的扩大，造成顽固性牵涉痛。神经血管反应物质的释放是引起局部交感症状的主要原因，表现为对触摸和温度高敏感、疼痛、异常出汗、反应性、充血、烧灼感和皮肤划痕症等。

七 病理改变

慢性肌肉疼痛综合征或肌筋膜疼痛综合征（MPS）都是由肌筋膜触发点引起的。肌筋膜触发点是指受累的骨骼肌上能够激惹疼痛的位置，通常可在这个位置上摸到一个拉紧的带（条索样结节），挤压和触压时疼痛，并且能引起远处的牵涉痛、压痛和交感现象。

肌筋膜触发点是肌筋膜疼痛综合征的标志性特点。研究证明肌筋膜触发点是一个复合体（图1-1-4），即肌腹上的触发点结节，称为中央触发点。与此相连在肌肉和肌腱联合部以及骨的附着处也会出现病理增厚改变，称为附着点触发点。附着点触发点在临床上常表现为一种末端病、腱鞘囊肿、狭窄性腱鞘炎和肌腱炎等症状。因此治疗时不仅要针对患者的中央触发点，而且还应兼顾患者的附着点触发点。

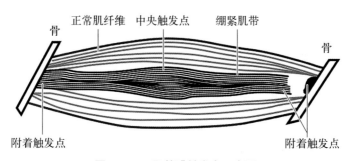

图1-1-4　肌筋膜触发点示意图

八 肌筋膜疼痛触发点的临床表现

肌筋膜触发点疼痛的起病年龄多为20～60岁，但也可以在青少年期发病。患者多表现为局部压痛、牵涉痛以及交感现象。患者的局部压痛多为触摸到骨骼肌内的挛缩条束，在这个挛缩条束上可触及疼痛结节，对疼痛结节进行触压或针刺可引发带有强烈酸胀痛感觉的局部抽搐现象。触发点起病时一块受累的肌肉常有几个不同的固定疼痛点，每一个疼痛点都有自己固定的触发牵涉痛区域。一个原发疼痛点可触发另一个邻近疼痛点，第二个疼痛点又可触发更远处的疼痛点，从而造成远距离疼痛，即牵涉痛。由于神经血管反应物质的释放，患者多存在不同程度的触摸和温度高敏感、疼痛、异常出汗、反应性、充血、烧灼感和皮肤划痕症等。

九 触发点的治疗原则

触发点的治疗原则是使用不同的方法对受累肌肉或肌群进行肌肉牵张或破坏张力带和触发点。由于对受累肌肉或肌群的牵张多会造成肌肉的痉挛性疼痛，导致患者难以忍受疼痛和病情加重，因此必须用有效的方法阻断肌肉痉挛和疼痛，将挛缩肌肉结节牵张开。

常用的方法有干针、湿针、肌肉牵张加冷喷雾疗法、肌内封闭治疗、超声治疗以及低中频电等治疗方法。但需强调的是，无论采用何种方式治疗，在治疗后建议结合牵张支持，大量临床病例表明：联合治疗后，触发点疼痛能得到更有效的缓解。此外，在临床实践中，很多患者的疼痛不是原发于肌筋膜疼痛触发点，而是继发于慢性骨科疾患，如椎间盘脱出、骨关节退行性病变、骨质疏松、急性骨关节外伤或某些精神心理疾病。这些疾患也可能导致肌筋膜疼痛触发点的活化，或导致相应部位出现急慢性肌筋膜疼痛触发点。对于这些患者，在进行肌筋膜疼痛触发点治疗的同时，应该同时积极纠正患者存在的原发疾患的病理生理状态。

十 触发点的常用治疗方法

（一）湿针疗法

即对触发点反复穿刺，尽量引出肌肉的跳动。当患者感觉难忍的酸胀痛时，给予0.1～0.2 ml局部麻醉剂（临床多采用浓度为1%的利多卡因），以减轻穿刺时的疼痛。一般情况下用直径为0.4 mm的注射针头可以减少针眼处的疼痛感。此法对于任何急慢性疼痛触发点综合征效果最好。

（二）干针疗法

不加任何局部麻醉剂进行针刺触发点，可以反复针刺引出跳动，为了减轻患者的疼痛，可以选择较细的细针（直径为0.3 mm），引出抽搐反应后留针3～5 min。

（三）小针刀疗法

在触发点的治疗中，小针刀通过对增厚和挛缩的触发点上的肌筋膜横向切割达到松解的作用，也可直接穿刺触发点。若患者无法耐受疼痛，可以在局部麻醉下对肌肉附着处触发点和附着处粘连以及挛缩硬化关节囊和韧带进行松解。

（四）热凝射频疗法

由于热凝局部温度可达45℃以上，而触发点可以在45℃左右可被灭活，因此用于肌筋膜疼痛的疗效显著，但前提是最好能在超声等影像设备下精准定位触发点，使针尖进入触发点。内热针也可达到一定效果，但内热针针头直径较粗，易导致患者术后进针处疼痛以及伤口感染。

（五）牵张疗法

牵张辅助疗法有两种：自我牵张技术，即患者在家中自我锻炼；治疗师的牵张技术，即治疗师为患者牵张同时整复关节位置。牵张疗法求定位触发点和认清牵涉痛的分布范围。但必须注意避免过分牵张肌群，只要患者有被牵张的感觉即可，反复多次，逐渐牵张开。

（六）牵张结合冷却喷雾疗法

强调在牵张肌肉治疗触发点之前进行牵张的皮肤表面使用冷却喷雾可以帮助患者改善触发点疼痛。

（七）理疗

如超激光、微波、红外和超声波。治疗原理是通过聚焦于触发点内达到灭活触发点的目的，因此要求医师必须掌握如何诊断和定位触发点。

（八）经皮神经电刺激

释烦离（Cefaly）是一种神经电刺激疗法（图1-1-5），可精准刺激三叉神经眶上神经和滑车上神经分支，调节中枢神经系统疼痛控制关键区域，使患者额颞皮层代谢正常化，治疗和预防头痛。使用Cefaly

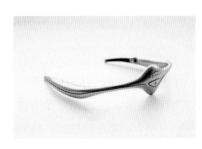

图1-1-5　Cefaly仪

仪进行神经刺激的潜在益处、优势和局限性已被确定和讨论。使用Cefaly仪进行t-SNS治疗已被证明是有效的，减少偏头痛和头痛天数显著多于安慰剂对照。该仪器还减少了偏头痛发作的次数。使用Cefaly仪的患者报告无严重的不良反应发生，收集到的所有不常见的不良反应少而且完全可逆。因此，Cefaly仪可以有效安全地预防和治疗发作性偏头痛。

第二节 肌筋膜触发点的超声影像解剖和应用

运用微创介入对肌筋膜疼痛触发点进行治疗，以前多为盲法穿刺（含干针、湿针、小针刀和闪针等）等多种治疗手段，但由于盲法穿刺无法准确显示治疗区域的神经血管。随着医学各专业在微创介入诊疗领域的日渐拓展，人们对其有效性和安全性也提出了更高的要求和标准，这迫使疼痛科医生必须不断完善现有的微创引导治疗体系。

近年来，随着超声越来越多的用于引导穿刺，其安全性和准确性已得到认可。因其能够辨认肌肉、韧带、血管、关节和骨性结构，甚至能够观察到细小的神经，与X线透视和CT不同的是，超声对操作者和患者均不存在电离辐射，使其应用范围较广，尤其对于妊娠患者。另外，超声具有实时观察的特性，能够监控穿刺入路及药液扩散范围。同时由于超声能够清晰观察到血管，故超声引导下穿刺可避免损伤重要血管、神经或局麻药误入血管等并发症。在实用性方面，超声相较于X线和CT，价格便宜，设备便捷，无须专门检查室，性价比高。超声引导作为一种无创无辐射且便携的可视化辅助技术，使实时、安全、有效、直视下治疗慢性疼痛成为可能，在疼痛治疗领域的作用优势也日渐凸显，其临床应用日益增长。超声引导下肌筋膜疼痛触发点微创介入治疗是疼痛学诊治领域的新理念、新技术，发展前景广阔。

应用超声仪向人体发射超声波，利用超声波的投射、反射、折射、衍射、衰减、吸收产生信息，设备再进行图像处理，然后在屏幕上显示超声解剖声像图，可以用来诊断和治疗肌筋膜疼痛触发点。

一 超声设备简介

超声仪是由主机、探头及各种配件组成的。

主机：带有显示屏的处理器。

探头：超声探头有不同的分类。根据外形可分为线型探头和凸阵探头。根据频率科分为低频和高频探头，不同探头的应用和特点见表1-2-1比较。

表1-2-1 超声不同探头的应用和特点

比较项目	低频探头（2 ～ 5 MHz），凸阵探头	高频探头（6 ～ 13 MHz），线阵探头
穿透力	强	弱
清晰度	低	高
显示特点	显示深度深，显示面积大，有助于显示针	显示深度浅，各向异性低，精准
适用条件	深部的组织和神经	浅部的组织和神经

二、超声操作技术

（一）超声探头的扫描方式

超声探头的扫描方式可分为短轴和长轴两种（表1-2-2）。

表1-2-2　超声探头的扫描方式

扫描方式	放置方法	适　　用
短轴扫描	探头和目标长轴垂直	几乎适用于所有的组织和神经
长轴扫描	探头和目标长轴平行	肱二头肌肌腱等较长的结构

（二）超声穿刺分类

根据超声探头和穿刺针的相对位置可分为平面外穿刺技术和平面内穿刺技术（表1-2-3）。

表1-2-3　超声穿刺分类

平面内技术	平面外技术
穿刺针和探头平行	穿刺针和探头垂直
针和靶点完全可见	靶点完全可见，但针只可见一个截面
进针路径长，距离远	进针路径短，距离近

三 超声人体组织器官的超声表现

国内将回声强度由高至低分为强回声、高回声、等回声、低回声和无回声四个等级的等级。强回声常伴声影，见于结石、气体界面和骨骼表面等。高回声多无声影，见于皮肤、肌腱和肝脾包膜等。等回声主要指病灶与周围的正常组织比较，若回声相似，则称为等回声。低回声可见于皮下脂肪、肌肉和小肝癌等。无回声见于胆汁、尿液和囊肿等。

（一）肌肉

骨骼肌位于皮下组织与骨膜之间，主要由肌细胞和少量结缔组织组成，肌细胞构成肌纤维，结缔组织构成各种肌膜，因此肌肉多呈中等回声，肌肉中间可见网状或点状高回声（图1-2-1）。为了能更好地显示肌肉走行多采用高频线阵探头，但是对于某些较肥胖患者的下肢大腿的检测，为了能够穿透肌肉全层，可

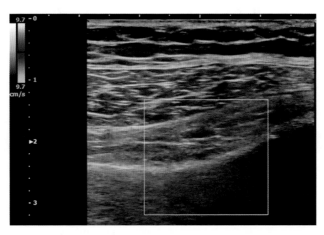

图1-2-1　股外侧肌的超声图像

选择低频扇形探头。

（二）周围神经

多采用高频超声探头进行周围神经的辨认和诊疗，在长轴方向神经表现为被不连续的线状高回声分隔的相互平行的低回声带（图1-2-2），短轴切面显示为圆形或椭圆形的高低回声形成的筛网状图像（图1-2-3）。接近外周的神经截面多为蜂窝状，而容易与肌肉和肌腱混淆，老年患者由于肌肉萎缩等增加辨认难度，此时需要根据声像图和解剖结构进行仔细鉴别。

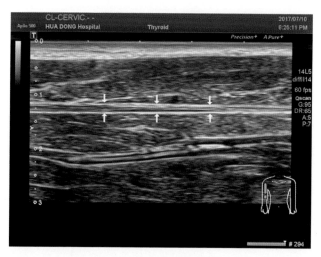

图1-2-2　正中神经长轴切面超声图像

（三）骨和关节

人体软组织与骨之间声阻抗差较大，超声在骨膜-骨界面上反射和衰减严重，难以穿透骨骼，因此正常骨骼仅能显示探头侧骨皮质的高回声，骨骼内部结构难以显示。长骨纵断面表现为强

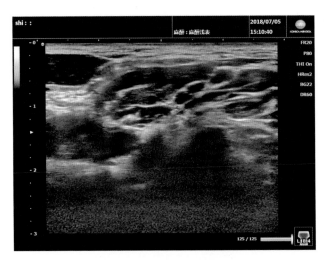

图 1-2-3　臂丛神经图像

回声带，连续性良好，平直光滑，后方为声影（图1-2-4）；横断面呈现半圆形或弧形光带，后方为声影。对关节进行超声检查时，可嘱咐患者采用不同的运动方式，有利于清晰地显示出关节

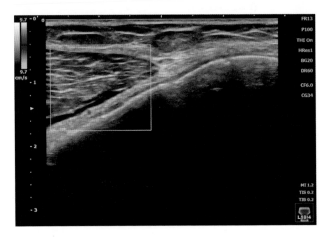

图 1-2-4　胫骨超声图像

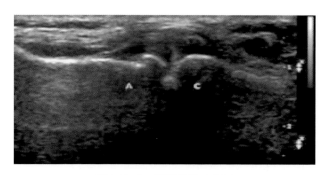

图1-2-5 肩锁关节（AC）

不同结构（图1-2-5）。

（四）血管

动脉、静脉都是低回声结构。动脉可以通过搏动来进行判断（图1-2-6）。静脉一般会被按压的探头压扁，更可靠的方法是通过彩色多普勒，血管有颜色而神经没有。

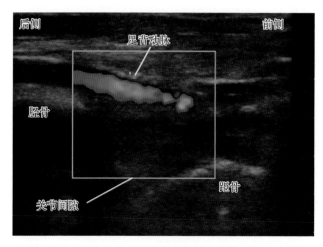

图1-2-6 足背动脉超声图像

四　超声引导下触发点穿刺治疗的操作技巧

1. 超声机器及探头应放置于操作者适宜的位置。

2. 穿刺操作前应让超声图像达到最理想化。

3. 握住探头的手应紧靠在患者身体上。

4. 穿刺针应尽量平行于探头（进针点离开探头 1 ～ 3 cm）。

5. 针尖的斜面朝向探头。

6. 为了保证安全，看不见针，就不要进针。

五　并发症和不良反应

1. 误穿和误伤：误穿和误伤是最严重的并发症，多由穿刺技术不熟练导致，如误穿椎动脉、穿破胸膜引起气胸等。

2. 药物不良反应：湿针治疗时若加入糖皮质激素等药物，可能会出现药物不良反应，包括糖皮质激素引起的血压和血糖升高、电解质和内分泌紊乱等。

第一章

头 颈 部

第一节 头面部

（一）解剖学基础

颞肌起自颞窝下颞线，穿过颧弓深面，止于下颌骨冠突，呈扇形覆盖颞骨大部。根据纤维的方向，可以分为3个部分：近前垂直的前部纤维，倾斜的中间纤维和几乎水平的后部纤维。同时肌肉的纤维类型也存在差异，这是由于肌肉特定部分的相应咀嚼功能决定的。

1. 神经支配和血供：作为咀嚼肌，颞肌的神经支配也源自三叉神经下颌分支，即由颞深前神经和颞深后神经组成的颞深神经支配。血供主要来自上颌动脉第二部分，可分为颞深前动脉、颞深后动脉和颞肌内动脉。

2. 功能：颞肌的所有纤维的主要作用是下颌骨抬高，即闭嘴动作，需要前纤维的向上拉力和后纤维的向后拉力联合。同时颞肌也可完成下颌骨侧向移动动作，后部纤维作用大于前部纤维。另外，颞肌也参与下颌骨的前突和后缩动作，前突动作中前部纤维更活跃，而后缩动作时后纤维更活跃。

（二）临床表现

1. 牵涉痛模式：颞肌通常与紧张型头痛和颞下颌关节疼痛有关。触发点引起的牵涉痛多为太阳穴的广泛性疼痛，可弥散至眉毛、眶后以及上牙区域。颞肌触发点多叩痛过敏，且同侧上牙区域对中度冷热差过敏。颞肌前部触发点牵涉痛可上至眶上嵴，下至上切牙，中部触发点牵涉痛可向上指状放至太阳穴区，下至同侧的中间上颌牙，而后部触发点可引起头内部疼痛和类头痛样症状。值得注意的是，颞肌的任何部分均可引起头痛和牙痛。

2. 症状：颞肌触发点可导致头痛，如紧张型头痛或偏头痛，以及牙痛或牙周疼痛。颞肌触发点也可引起颌部张口动作受限，但因仅减少 5 ～ 10 mm，通常不被察觉，远不如咬肌引起张口受限更常见。临床实践中，触发点引起的牵涉痛多为患者的表型症状。如颞下颌关节疼痛患者多为牙痛或口腔痛，而无头痛，而紧张型头痛多为深部头痛，而非牙痛。这种牵涉牙痛可能会导致牙医误诊而进行不必要的牙髓摘除术或拔牙治疗。

（三）触发点的定位

触诊颞肌可以发现疼痛明显的触发点（图2-1-1），即便动作轻柔。触发点可位于肌腹任何部分，前部纤维更显著。三个部分均应仔细触诊。掌握肌纤维方向至关重要，因为要通过垂直触诊肌纤维横断面来定位紧张带并识别其中的触发点。拍击较难引起局部的抽搐反应。颞肌查体时患者优选仰卧位或坐位，患者部分张口以便肌纤维伸展适合触诊，因为闭口时肌肉完全缩短，紧张带不易触诊，且不够柔软，不易诱发局部抽搐反应。

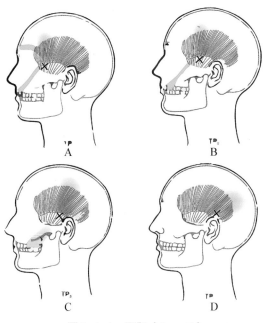

图2-1-1　颞肌（A～D）

（四）超声定位

1. 探头纵轴位，张口位颞肌（图2-1-2）。

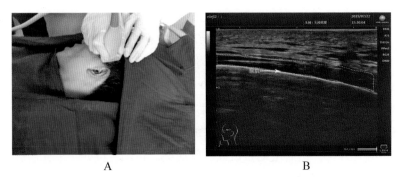

图2-1-2　超声引导下颞肌触发点治疗探头摆放示意图（A、B）

2. 探头纵轴位，闭口位颞肌（图2-1-3）。

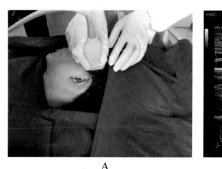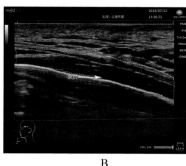

A   B

图2-1-3　超声引导下颞肌触发点治疗探头摆放示意图（A、B）

（五）纠正措施

指导患者保持良好的头颈部姿势以及有效的下巴和舌头休息位置，以纠正头前倾位和异常舌头位置问题。指导患者学习通用的颈部拉伸练习，以助于失活颈部肌肉中任何可能使颞肌持续存在的TrPs。部分患者仅靠纠正这两个显著的持续性因素即可消除触发点。

当咬合异常导致颞肌缩短时，将颞肌拉伸至正常的休息长度比进行牙科装置矫正更重要。患者每天进行颞肌自我拉伸运动时应该学习如何坐位被动拉伸。应该注意不要过度拉伸该肌肉，因为这会对关节造成异常施力。临近运动结束，患者可以热敷颞肌，睡前覆盖头部和面部一侧10～15 min。

主动张口抗阻运动有助于通过相互拮抗来克服活动受限。患者可以通过轻度抗阻张口动作来放松肌肉，即两个手指抵住下巴下方几秒钟，然后主动张口以收紧肌肉。正确舌位处于上牙后硬腭，可以控制张口程度。这种保护性策略建议用于患有颞下颌关节炎症或痛性颞下颌紊乱（即关节间盘移位减少）的患者，以便它们在非痛苦的范围内拉伸或避免疼痛的咔嗒声。

如果涉及颞肌的后纤维，导致下颌开口偏离时，患者应该修改上述练习：患者张嘴拉伸时先将一只手抵住对侧的上颌骨，另一只手抵住患侧的下颌骨。在张口过程中，将错位的一侧推复位，同时通过下颌肌肉的主动运动以获得最有效的拉伸。在压力完全解除前，将下颌轻轻恢复到起始位置。在该运动期间舌头处于休息位有助于对称地张口。当症状完全缓解时，每周锻炼可以减少到2次或3次作为巩固维持，并且可以结合到常规的运动后肌肉拉伸例程中。

如果没有关节功能障碍，鼓励患者将张大口的哈欠作为常规运动。这种反射抑制的增加有助于颞肌（和其他下颌上提肌）得到完全的拉伸。

二 咬肌

（一）解剖学基础

咬肌呈羽状，具有厚腱膜层，由浅层、中间层和深层三层组成，以满足咀嚼所需的较大力量。咬肌的表面和中间部分是肌肉的浅层，近端都附着于颧弓的前2/3并且纤维方向相似。浅层是最大的，其远端附着于下颌支下后半部。咬肌的中间层附着于下颌支的中央部分。咬肌深层近端附着于颧弓的后1/3，远端附着于下颌骨冠状突的外侧面和下颌支的上半部分。深层纤维比浅表纤维更垂直，深层纤维最后部明显短于肌肉其他部分。

有研究发现，咬肌的前部纤维（浅层和深层）近87%为Ⅰ型（慢缩肌）纤维和近7%为Ⅱ-B型（快缩肌）纤维。后部纤维也主要是Ⅰ型纤维（70%浅层和77%深层），以及较前部更多的Ⅱ-B型纤维（20%浅层和15%深层）。大量的Ⅰ型纤维有助于咀嚼时臼齿咬合的精细控制。罗勒森（Rowlerson）等则认为纤维的正常分布为：Ⅰ型纤维约为50%，Ⅱ型纤维约为15%（小于正常直径），Ⅰ～Ⅱ型混合纤维为20%，新心房纤维为15%。与大多数肢体和躯干肌肉相比，慢缩肌纤维比例异常高，这表明肌肉主要适用于持续工作负荷，几乎没有短快收缩调节能力调整。颞下颌关节功能障碍患者的Ⅱ型纤维数量往往增加，每个肌梭的梭内肌纤维数量异常高，说明咬肌肌梭在精确控制下颌闭合的本体感受作用显著。

1. 神经支配：咬肌由咬肌神经支配，源自三叉神经下颌支（第Ⅴ对脑神经）的前支。下颌神经通过卵圆孔下行进入颞下窝至翼外肌。下颌神经分为后干和前干。前干包含颊神经，咬肌神经和颞深前神经。咬肌神经过颅底附近的翼外肌外侧，然后穿过下颌冠状切迹，继而支配咬肌。咬肌神经与动脉并行，并分出3～7条分支支配咬肌的表层和深层。

2. 功能：咬肌的主要作用是咬紧时上提下颌骨并闭合下颌。深部纤维也缩回下颌骨。该肌肉对非咬合力的侧凸作用很小。在左右侧凸时咬紧，会导致双侧咬肌和颞肌的肌电活动减少。咬肌在形态学影响了下脸部轮廓（面部高度和下颌骨大小），参与撕咬食物、饮酒、吞咽、说话和非功能性活动（例如咬紧和研磨）。

张、闭嘴动作时，会伴随头部弯曲和伸展。当嘴张开时，头颅向后旋转。在闭嘴（下颌抬高）时，头颅向前旋转。这证明了三叉神经和颅颈系统之间的功能关系。任何一种系统中力学异常都可能改变其他系统的运动模式，并增加头部、颈部和下颌肌肉疼痛发展的风险。

咀嚼时咬肌在颞肌之前反应，并且通常比颞肌更活跃。颞下颌功能障碍患者在标准活动时，颞肌和咬肌具有不对称性，咀嚼坚硬食物更难。

（二）临床表现

1. 牵涉痛模式：咬肌是颞下颌功能障碍患者中最相关的肌肉之一，而且是引发牵涉痛最常见的肌肉。咬肌的牵涉痛意味着出现颞下颌关节痛的风险增加3倍。咬肌触发点参与的其他疾病包括紧张型头痛和机械性颈痛，尤其是在颈部肌肉触发点引起的疼痛。浅层：咬肌浅层的触发点的牵涉痛通常累及下颌、臼齿、相关牙龈和上颌颧弓中间1/3。除了上下齿，浅层咬肌触发点的牵涉痛也可累及耳朵。通常，该层前边缘和该上半部分触发点的牵涉痛累及上前磨牙和臼齿，邻近的牙龈和上颌骨。肌腹下触发点的牵涉痛通常累及下臼齿和下颌。下颌角触发点的牵涉痛经常呈弧形，从太阳穴到眉毛以及下颌。与颞肌触发点相似，咬肌触发点也可能导致牙齿对各种刺激过敏，包括咬合面叩、压、热和冷刺激。深层：咬肌深层贴近下颌支上触发点的牵涉痛可扩散至翼外侧肌的区域的面颊部，有时至颞下颌关节区域。有时咬肌深层靠近后颧弓附着点触发点的牵涉痛可深及耳部，也可能引起同侧的耳鸣。耳鸣可能是持续的，也可因按压触发点而引起，即使患者可能不知道其也与自身症状有关，而失活触发点可缓解症状。

2. 症状：患者常把咬肌浅层触发点引发的颧区疼痛误认为"鼻窦炎"。与颞肌相似，浅层咬肌触发点引起的牙疼很容易被误解为牙髓病。如果出现耳鸣，患者可能会发现下颌张开可能会激活或中止耳鸣。同时，对咬肌施压会改变耳鸣。咬肌任一层或两层中的触发点，患者会出现全口张开困难。此外，咬肌触发点可能限制来自眶下皮下组织的静脉血流，从而导致眼眶静脉的充血，患侧的眼睛下方出现浮肿（"眼袋"），从而使睑裂缩小。睑裂的变窄也可能由眼轮匝肌中的相关触发点引起，位于胸锁乳突肌的胸骨部触发点的牵涉痛区。

（三）触发点的定位

在咀嚼肌中，咬肌通常有触发点。研究发现，在肌筋膜疼痛综合征中，咬肌浅层是最常出现触发点的肌肉，咬肌深层是第五大最常见的肌肉。一项研究报道颞下颌关节痛患者，61.6%的疼痛患者有至少一个咬肌触发点。在另一项对77名类似患者的研究中，格林（Greene）等报道了81%的疼痛。在这些患有疼痛的患者中，咬肌在压痛方面是第二最常见的肌肉。沙拉夫（Sharav）及其同事发现，肌筋膜疼痛功能障碍综合征的患者中，咬肌中活性触发点发生率（69%）排第2位。

应触摸整个咬肌以评估触发点。大部分咬肌的触发点可以通过两指在脸颊内外侧横向钳夹触诊来检查。患者可以坐位，仰卧位更好，可以使患者充分放松。触诊手指和肌肉中部仅有一层薄黏膜相隔。如果临床医生难以定位肌肉本身，可以要求患者轻轻地做咬合动作，以便确认肌肉。在肌肉放松的情况下，可以通过揉捻手指之间的肌肉纤维来识别紧张带。如果患者嘴张得足够大（通常为上切牙和下切牙之间竖直压舌板的宽度），触发点的压痛会增加。口腔内的手指能比外面的手指更清楚地感受到肌肉结构，因为腮腺位于皮肤与众多咬肌触发点所在肌腹中部之间。

为了评估下颌角附近的肌肉，在口外采用横向平触诊。临床医生可以通过让患者短暂咬合来进行肌肉的准确触诊，触诊手指下可以感觉到肌收缩。

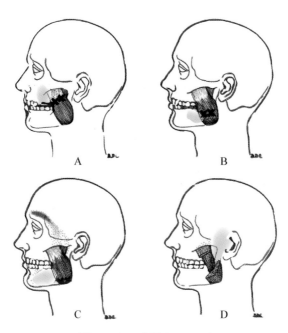

图2-1-4 咬肌（A～D）

（四）超声定位

1.探头横轴位，咬牙位（图2-1-5）。

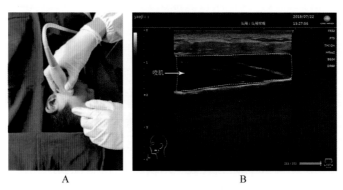

图2-1-5 超声引导下咬肌触发点治疗探头摆放示意图（A、B）

2. 探头横轴位，松弛位（图2-1-6）。

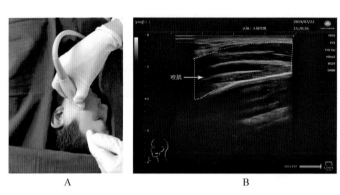

图2-1-6　超声引导下咬肌触发点治疗探头摆放示意图（A、B）

（五）矫正措施

首先，因为咬肌触发点可能继发于其他肌肉（如胸锁乳突肌和斜方肌）所致，所以应首先解决这些肌肉的触发点。应纠正头前倾姿势，以减少咬肌活动。患者应注意下颌位置（胸骨/颧骨位置），并减少咬紧、咬指甲、过劳咀嚼或其他功能性口腔习惯。矫正舌头位置，用舌头抵住上门齿后面的口腔顶部（"N"字样的"N"部分）可以帮助减轻咬肌的压力并减少口呼吸。患者可以通过肌肉的口内拉伸或口外主动拉伸，来改善咬肌的活动性。对于白天咬紧下颌的患者，反复下颌开口抵抗阻力有助于咬肌的相互拮抗，从而减少肌肉的过度活动。应通过减少情绪紧张和提高患者有效应对能力来控制导致下颌咬合和磨牙症的压力和焦虑。患者还应停止口香糖，冰块或坚硬的肉类；吃焦糖；咬笔、苹果或指甲；用牙齿开裂坚果或从事任何其他可能增加咬肌疲劳的功能性口腔行为。

三 额枕肌

（一）解剖学基础

额枕肌起自前面的眉毛，覆盖头骨的圆顶，并向后止于最高的项线。额肌肌腹与皱眉肌，降眉间肌和眼轮匝肌交织在一起，共同作用以提供面部表情的变化。枕肌肌腹两侧不对称，该肌肉的形状差异很大。尸体研究表明，不规则形状最常见，其次是四边形，然后是椭圆形。

额肌和枕肌肌腹通过覆盖颅骨顶部的帽状腱膜（颅顶腱膜）连接。尽管帽状腱膜与皮肤连接牢固，但它在骨膜上可滑动，使得肌肉的两个部分彼此起作用。额肌与眉毛浅筋膜相附，并且没有骨性附着物。它的纤维与相邻肌肉纤维相结合，包括皱眉肌，降眉间肌和眼轮匝肌，向上与帽状腱膜连接。枕肌起自颞骨乳突和枕骨上项线的外侧2/3。覆盖在枕肌肌腹的浅筋膜成为颞顶筋膜，终止于额肌肌腹的上端，形成浅表肌肉腱膜系统。在这个表层系统的下方，枕肌肌腹成为帽状腱膜并进入额肌肌腹的下侧，形成深层肌肉腱膜神经系统，激活后拉动表面系统。

1. 神经支配：额枕肌由面神经（第Ⅶ对脑神经）支配，颞支支配额肌，而耳后支支配枕肌。耳后神经是面神经的第一个颅外分支，结构脆弱却临床意义重大，该分支是识别面神经主干的重要标志。该神经还参与乳突和外耳郭皮肤感觉。它是通常从面神经的主干上发出的单个分支，但它也可以分成2个或3个分支，这些附属分支潜深入腮腺。

2. 功能：在进行面部表情时，额肌会自动收缩。当从上面起作用时，它会使眉毛和皮肤在鼻根上凸起，表现为惊讶或恐怖。从下面起作用时，它将头皮向前拉，额头上出现横向皱纹。在睁眼和闭眼时它与皱眉肌和眼轮匝肌工作作用，表现出直视和皱眉。几项研究所示，额肌还与压力或焦虑时肌肉紧张增加有关。枕肌成为帽状腱膜并进入额肌的下侧，成为固定在枕骨上的深部肌肉腱膜系统。当激活时，它会拉动浅筋膜腱膜系统将头皮向后拉。当只有额肌收缩抬起眉毛和上眼睑时，它会向前拉动头皮，导致前额皱褶和变窄。当额肌和枕肌同时收缩至最大程度抬起眉毛和上眼睑时，帽状腱膜会通过浅筋膜腱膜系统向后拉动额肌，即使额肌收缩，也导致前额皱纹减少。额枕肌可以向前和向后移动整个头皮。额肌和枕肌肌腹也可以共同上抬眉毛，保持清晰的视野。向上凝视位置高达30°仅增加额肌活动，而大于40°则涉及额肌和枕肌的收缩。随着凝视程度变高，枕肌肌电图值显著增加。

（二）临床表现

1. 牵涉痛模式：额肌，额肌触发点引起疼痛向上扩散并至同侧前额。牵涉痛通常在位于肌肉局部区域；枕肌，枕肌触发点是公认的头痛来源。这些触发点通常继发于枕下肌触发点，后者牵涉痛可累及枕骨和颞骨。通常枕肌触发点累及外侧和前侧，弥散至头后部和全头颅，导致眼眶深处的剧烈疼痛。

2. 症状：患有枕肌触发点的患者通常夜间因不能忍受枕头压迫头部后方触发点而选择侧睡。枕肌触发点引起的枕部深酸痛应与颈后肌卡压枕大神经的症状相鉴别，包括上斜方肌、下斜肌和半腱肌炎，以及头部、颈部和肩部肌肉组织引起的牵涉痛，如上斜方肌、胸锁乳突肌、头夹肌、颞肌、咬肌、肩胛提肌和上斜肌和枕下肌。

（三）触发点的定位

额肌触发点通过横向平触诊眉毛上方肌纤维内识别。操作需手法轻柔以确保临床医生不会压在触发点上而错过它，这种肌肉中的触发点感觉就像一粒小米。

枕肌触发点通过横向平触诊上项线上方的小空洞识别。正确定位这种肌肉的困难在于形状、大小和位置的巨大差异性。因此，可能需要通过向上凝视时眉毛抬高反复收缩，以便于明确分离该肌肉的正确位置。

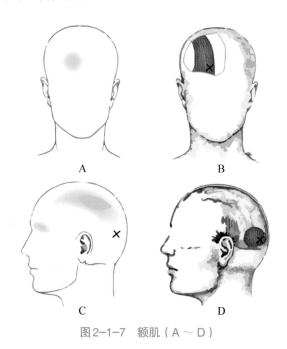

图2-1-7　额肌（A～D）

（四）矫正措施

当发现枕肌中触发点时，患者应该避免前额持续皱眉和剧烈皱纹，因为这会继续加剧和/或使触发点持续存在。胸锁乳突肌锁骨部和颈后肌肉中的任何相关触发点应该被失活。同时消除胸锁乳突肌和颈后肌肉中触发点发展的持续性因素。头前倾位姿势的矫正对于减少可能具有触发点的胸锁乳突肌、头夹肌和颈后肌的紧张也是必要的。额肌对触发点的自我压力拉伸反应良好。同样适用于枕肌触发点。自我意识、呼吸和放松锻炼项目可能对前额触发点患者有帮助，因为已经证明认知压力减少会增加这种肌肉的静息活动。

第二节　颈　前　部

一　二腹肌

（一）解剖学基础

二腹肌是由两块肌腹组成的舌骨上肌之一（图2-2-1）。二腹肌的后腹比前腹长，起自颞骨乳突部，止于头最长肌、头夹肌和胸锁乳突肌的深面。前腹起自下颌骨底部的二腹肌窝。前腹向后下方移行并止于舌骨；后腹向前下方移行，并由一个共同的肌腱通过舌骨上腱膜（纤维环或吊索）止于舌骨。在某些情况下，该肌腱可由滑膜鞘包绕，也可能缺乏中间的肌腱。这个共同肌腱可滑过纤维环，穿过靠近二腹肌后腹前半部分的茎突舌骨肌。

有文献报道了二腹肌前腹的解剖学变化，包括不典型肌纤维、双侧浅头和深头与相关的肌肉副头呈编织状排列，以及副头在中线处融合而不呈编织状。

1. 神经支配：二腹肌的前腹由下颌舌骨神经支配，该神经

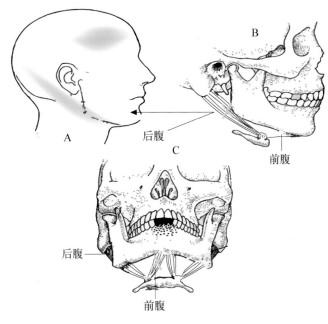

图 2-2-1　二腹肌

是下牙槽神经的一个分支，起源于三叉神经（第Ⅴ对脑神经）。二腹肌的后腹由面神经（第Ⅶ对脑神经）支配，经茎乳孔出颅。

　　2. 功能：二腹肌的功能是完成下颌运动和吞咽动作。左右两侧的二腹肌几乎总是一起收缩，而不是单独运动。二腹肌还起着抑制下颌骨的作用。根据巴斯马金（Basmajian）和德卢卡（Deluca）的研究，二腹肌的前腹跟随翼外肌的下腹。尽管二腹肌在下颌打开的最初似乎不如翼外肌重要，但它对于最大限度地抑制下颌或强制打开下颌是必不可少的。二腹肌的后腹在下颌打开期间起主要作用。它与茎突舌骨肌紧密合作以完成张口动作，但是，只有当舌骨下肌收缩并稳定舌骨的位置时，它才能起效。如果下颌骨突出，则下颌骨下陷的同时，二腹肌的活动会受到抑制，这是由于肌肉的收缩功能所造成的。

双侧的二腹肌同时收缩可收回下颌骨并抬高舌骨。吞咽时，二腹肌前后腹共同收缩，将力量传递至舌骨从而使舌骨上抬。已有研究表明，咳嗽、吞咽和下颌骨后缩加强了二腹肌的收缩，但也可能是二腹肌的后腹协助了吞咽动作。

与下颌其他肌肉相比，二腹肌的两个肌腹是与众不同的。二腹肌的前腹和后腹几乎没有肌梭。下颌开口肌中肌梭的缺失和下颌闭合本体感受器控制二腹肌的证据不足表明，在功能上，下颌开口肌不需要精细位置的控制。与其他肌肉相比，二腹肌两个肌腹中的Ⅰ型纤维比例也较低。二腹肌的前腹包含了大量的ⅡX型纤维，而后腹包含了更多的ⅡA型纤维。

（二）临床表现

1. 牵涉痛模式：二腹肌的两个肌腹有明显不同的牵涉痛模式。二腹肌后腹的TrPs常引起胸锁乳突肌上部的牵涉痛，少数可延伸至喉部、颏下和枕部。牵涉至胸锁乳突肌的疼痛有时会被误认为是由该肌肉引起的，但当胸锁乳突肌中的TrPs被清除后，其疼痛仍然存在。枕部的疼痛可能与"酸痛"和压痛有关。二腹肌后腹的TrPs已经被证明可造成前额、眶周、太阳穴、耳后区、耳朵、颞下颌关节、颊部、下颌牙和喉咙的牵涉痛。二腹肌前腹的TrPs可引起4颗下切牙、其下方的牙槽嵴，以及舌部的牵涉痛。该处也可引起眶周、颞下颌关节和颊部的牵涉痛。临床上，二腹肌还可引起沿着下颌骨向上至颞下颌关节的牵涉痛。二腹肌中的TrPs常存在于左侧或右侧颏部下方的肌肉中。

2. 症状：据推测，得不到解决的颈背部疼痛可能是由于颈前区肌肉存在持续性的TrPs，以及其筋膜紧张所致。如果患者的二腹肌后腹存在 TrPs，其最初的症状可能不是疼痛，而是吞咽困难、喉咙有肿物的感觉，和/或有异物卡在喉咙而不能下咽。患者可能会触按患侧的胸锁乳突肌。尽管头部旋转的运动范围可能不会减小，但患者可能会避免将头部转向患侧，因为这样的动作会引起牵涉痛或加重吞咽困难。二腹肌后腹会引起集中于胸锁乳突肌上部、颊部（靠近下颌角）和耳部的牵涉痛。由于二腹肌的牵涉痛可与其他区域重叠，因此在同侧同时发生的胸锁乳突肌的 TrPs 被灭活之前，患者可能无法察觉。临床医生对于这种情况的判断是非常困难的，因此需要明确二腹肌后腹是否存在 TrPs。

二腹肌前腹存在 TrPs 的主要症状为下切牙区的疼痛。如果临床医师仅将牙齿视为疼痛的来源，而不考虑二腹肌前腹，则这种牙痛也可能被误诊。二腹肌前腹存在 TrPs 的患者也可能表现为颊部和颞下颌关节处的疼痛。

（三）触发点定位

当舌骨从一侧移动到另一侧时，可以通过感觉异常阻力来间接评估二腹肌的前腹和后腹。通常，舌骨向一侧的移动性降低意味着累及对侧二腹肌。检查二腹肌的后腹部时，患者应仰卧，头部和下巴向上倾斜以扩大颈部与下颌角之间的触诊区域。肌肉位于下颌骨角的后面，手指沿着胸锁乳突肌的前缘向上滑向耳垂，向内按压下面的颈部肌肉。为确认肌肉的识别，临床医生可使用非触诊手在下巴下方轻微抵抗下颌开口的阻力，可感觉到一种薄而柔软的绳状肌肉收缩。采用横向平触诊技术识别触发点。对后腹 TrPs 的初始压力引起剧烈的局部压痛，并且持续的压力可以再现患者的颈部和头部疼痛。

在患者仰卧，头部向后倾斜，颈部伸展的情况下检查二腹肌的前腹。为确认肌肉的识别，临床医生的手指置于下颌骨下缘两边内侧颏下。同样，临床医生可使用非触诊手在颏下轻微抵抗下颌开口的阻力，可感觉到一种薄而柔软的绳状肌肉收缩。通过横向平触诊从下颌骨触诊到舌骨，以识别肌肉 TrPs。

（四）超声定位

见颈前肌群章节。

二　颈前肌群

（一）解剖学基础

1. 舌骨上肌群：舌骨上肌包括茎突舌骨肌、下颌舌骨肌、颏舌骨肌和舌骨舌肌，所有这些肌肉都直接止于舌骨。茎突舌骨肌远端止于舌骨大角，近端起自颞骨茎突。下颌舌骨肌远端止于舌骨前下缘，近端起自下颌骨。颏舌骨肌远端止于舌骨体的前表面，近端位于下颌舌骨肌的深面，起自下颌骨颏棘。舌骨舌肌起于舌骨体侧分及大角，垂直向上分布于舌体侧部。

2. 舌骨下肌群：舌骨下肌群包括胸骨舌骨肌、甲状舌骨肌、胸骨甲状肌和肩胛舌骨肌，除胸骨甲状肌外，所有这些肌肉的近端都止于舌骨。胸骨舌骨肌远端起自锁骨胸骨端的后表面、胸锁关节韧带后方及胸骨柄的后侧面，其近端止于舌骨下缘的内侧。甲状舌骨肌远端起自甲状软骨斜线，向上止于舌骨体外侧部和舌骨大角。该肌肉被认为是胸骨舌骨肌的延续。胸骨甲状肌止于甲状软骨斜线，起自胸骨柄的后表面和第一肋软骨的后缘。其与甲状舌骨肌形成一个连续体，位于胸骨舌骨肌的深面。上腹与 C6 的横突相连，位于中斜角肌前方。肩胛舌骨肌被中间腱（由颈深筋膜固定）分为上腹和下腹。其近端止于舌骨体和大角；远端起自肩胛骨切迹旁的肩胛骨上缘。当下腹向前上延伸至中间腱时，该腱通过颈深筋膜向下与锁骨相连，斜穿过前、中斜角肌，并位于胸锁乳突肌深面。中间腱由颈深筋膜固定，后者向后延伸并附着于锁骨和第一肋骨。通过中间键，上腹斜向上止于舌骨。根据肩胛舌骨肌止点与胸骨舌骨肌的关系，可分为三类。Ⅰ型：肌束与胸骨舌骨肌相邻；Ⅱ型：肌束进入胸骨舌骨肌；Ⅲ型：肩胛舌骨肌覆盖胸骨舌骨肌。有文献报道了肩胛舌骨肌的解剖变异，包括肩胛舌骨肌下腹直接起自锁骨，上腹与茎突舌骨肌融合，以及双肩胛舌骨肌的存在。

3. 椎前肌群：位于颈部深层的椎前肌由颈长肌、头长肌、头前直肌和头外侧直肌组成。它们位于脊柱前方的表面及咽后壁的深处。颈长肌分为上斜部、下斜部和垂直部三部分。下斜部起自T1、T2、T3，斜向上止于C5、C6横突前结节。上斜部起自C3、C4、C5的横突，斜向内上并止于寰椎前弓的前外侧。垂直部自上3个胸椎、下3个颈椎，止于C2、C3、C4椎体。颈长肌的平均横截面积为 $0.56\ cm^2$（ $\pm 0.12\ cm^2$）。头长肌位于颈长肌外侧，起自C3～C6横突前结节，向上延伸止于枕骨底部。头前直肌位于头长肌上部的深面，起自寰椎横突，向上内延伸止于枕骨大孔前的底部。头外侧直肌起自寰椎横突的上表面，斜向上止于枕骨外侧部。

4. 神经支配：除了颏舌骨肌由C1的舌下神经支配外，其余的舌骨上肌均由颅神经支配。舌骨舌肌由舌下神经支配。来源于C1、C2和C3的颈祥供应3块舌骨下肌：胸骨舌骨肌、胸骨甲状肌和肩胛舌骨肌的两个肌腹。甲状舌骨肌通过来自C1的舌下神经支配。头前直肌和头外侧直肌由C1和C2形成的交通支支配。有文献报道，舌下神经对头外侧直肌和头前直肌进行了二次神经支配。

头长肌由C1、C2和C3的前支支配，颈长肌由C2～C6前支支配。

5. 功能

（1）舌骨上肌群：舌骨上肌群与下颌张开有关，主要适应于速度和位移。所有4个舌骨上肌都是成对的使得完成张嘴动作。它们还一起运动，从而固定和上提舌头、舌骨和甲状软骨，这些是完成吞咽运动所必需的。茎突舌骨肌的作用是将舌骨抬高并向后牵拉，从而拉长口腔底部。下颌舌骨肌在吞咽时抬高口腔底部，也参与咀嚼、吮吸和吹气的运动。它使舌骨向前上移动，并降低下颌骨。颏舌骨肌上抬舌骨，并与二腹肌一道将舌骨向前牵拉。它还可以协助下颌骨的回缩、下沉和伸舌运动。作为一组肌群，舌骨上肌群中ⅡA型和ⅡX型纤维的比例（57%）较Ⅰ型纤维（34.7%）更大。这种不同的纤维比例很好地适应了肌群所需的时相性活动。

（2）舌骨下肌群：作为一组肌群，这些肌肉的特点是成对作用，从而对舌骨施加舌骨上肌群正常工作所必需的抑制力量。在吞咽或声带运动过程中喉部升高后，肩胛舌骨肌、胸骨甲状肌和胸骨舌骨肌会抑制喉部，而当舌骨被固定时，甲状舌骨肌会上抬喉部。胸骨舌骨肌和甲状舌骨肌形成一个连续的单位来下降舌骨。环甲肌在吞咽过程中收缩强度最大。双侧肩胛舌骨肌参与了长时间的吸气活动，因为它们可以拉紧颈筋膜下部，减少软组织内吸。肩胛舌骨肌的上腹也参与了舌部的运动，包括将舌尖置于软腭和硬腭上，将舌头置于口腔底部、伸舌或左右移动舌头。吞咽液体时，二腹肌的前腹、咬肌和颏舌骨肌会一起收缩，而吞咽固体时，咬肌首先收缩，其次再是二腹肌前腹和颏舌骨肌。当同时吞咽固体和液体，胸骨舌骨肌最后收缩。颏舌骨肌可使舌骨前移。舌骨下肌群所含的肌纤维类型与舌骨上肌群相似，从而更好地适应时相性活动，但两者的纤维类型构成略有不同，前者含有约47%的Ⅱ型（A和X）纤维和40.8%的Ⅰ型纤维。

（3）椎前肌群：椎前肌群通常成对运动，以弯曲整个或部分颈部。颈长肌的所有部分都有助于颈部弯曲。其上下斜部也有助于颈椎向同侧侧弯，下斜部可使颈部转向对侧1。头长肌可使头部弯曲，其中头外侧直肌主要使头部同侧倾斜，而头前直肌使头部弯曲的同时，但不导致头部同侧倾斜。头外侧直肌和头前直肌都有助于寰枕关节的稳定，因为它们肌纤维的角度相反。椎前肌群在本质上是姿势肌的，然而最近的证据表明颈长肌和头长肌同时具有姿势肌和时相肌的作用。在老年妇女中，头长肌中Ⅰ型纤维平均占64.3%，颈长肌占55.7%。老年男性中，头长肌平均含48.5%的Ⅰ型纤维，颈长肌含50%。这些百分比明显低于其他的肌肉，表明了上述肌肉具有维持颈部姿势稳定的作用和使头颈部屈曲的时相。但这些肌肉主要是时相肌还是姿势肌，仍然存在争议。

（二）临床表现

1.牵涉痛模式

（1）颈长肌：颈长肌的牵涉痛模式已经得到研究。干针或手法刺激颈长肌主要引起颈前区的牵涉痛。一些患者的牵涉痛则表现在患侧颈后部和患侧的眼、耳周围。有趣的是，还有一部分患者颈长肌引起的牵涉痛表现在对侧的颈前区。虽然这种牵涉至对侧的情况较为少见，但在胸锁乳突肌中也可出现。

（2）其他颈前肌群：下颌舌骨肌引起舌部的牵涉痛。在临床实践中，下颌舌骨肌还可引起患侧枕区的牵涉痛。茎突舌骨肌导致的头颈部牵涉痛与二腹肌后腹引起的牵涉痛密切相关。这两块肌肉位置相近、功能相似，因此触诊时很难区分，并被认为具有相似的牵涉痛模式。文献没有关于其余颈前深部肌肉的特定牵涉痛模式的相关报道。但是，已经证明了当存在主动伤害时，头长肌和颈长肌的活动性会降低。这些肌肉可引起喉部、颈前区的牵涉痛，有时还会引起口腔的牵涉痛。

2. 症状：在文献中没有关于肩胛舌骨肌的特点牵涉痛模式的报道；然而，肩胛舌骨肌中间腱的松弛可能导致假性吞咽困难。当肩胛舌骨存在 TrPs 时，它所形成的紧张条索可压迫其下方的臂丛神经。阿德松（Adson）通过手术切开该肌肉，缓解了由于其压迫的臂丛神经而引起的疼痛和感觉障碍。拉斯克（Rask）也报道了 4 例主要因肩胛舌骨肌中的肌筋膜 TrPs 而造成疼痛的患者的相关诊断和治疗。

头长肌和/或颈长肌中存在 TrPs 的患者可能会出现吞咽困难和/或喉咙有异物感。集中于颈后区疼痛的患者也应当被评估颈长肌是否存在 TrPs。当这些症状出现在因追尾机动车辆事故或任何其他头/颈部创伤而导致颈椎屈伸损伤（"颈部扭伤"）的患者身上时，可能提示颈长肌中存在 TrPs。罗卡巴多（Rocabado）和伊格拉什（Iglarsh）认为，颈长肌痉挛的患者会出现口干、喉咙无菌性疼痛、喉咙持续发痒，或吞咽时喉咙有异物感。此外，近来有研究表明，颈长肌和头长肌在颈椎过度屈伸损伤后的脂肪浸润可能是颈部疼痛的原因之一。对于颞下颌功能不全的患者，抑制其颈部深层屈肌的力量可减少下颌骨张开的程度。

（三）触发点定位

1. 肩胛舌骨肌：肩胛舌骨肌很容易被误认为是上斜方肌或斜角肌，因为当头部倾斜到对侧时，紧张的肌肉突出明显。由于该肌肉与其他舌骨下肌的交织，很难触诊和辨别。在舌骨大角附近下和沿前/内侧斜角肌一般压痛可能是源自肩胛舌骨肌的TrPs。如果舌骨肌的下腹具有TrPs，则可以被误认为前斜角肌，尽管两个肌肉具有不同的纤维方向。肩胛舌骨肌比斜角肌更表浅，因为它来自胸锁乳突肌下方，并在前斜角肌上对角线交叉。它可以在与斜角肌TrPs的位置大致相同的水平上交叉，这取决于涉及哪个斜角肌突起受累及以及和头部的位置。

2. 颈长肌：可以通过在张开的嘴的咽后壁触诊到颈长肌触发点。将检查指沿着胸锁乳突肌和甲状软骨之间的气管外侧边缘，轻柔摇摆将肌肉与相邻气管分开，并慢慢推进，从而触诊颈长肌触发点。当手指遇到椎体时，通过横向平触诊探查该区域TrPs。触诊颈长肌的另一种可能方法是，患者仰卧位，临床医生的第二指和第三指在胸锁乳突肌后面和易于触及的颈部横突之前滑动。然后沿头—尾方向触诊肌肉。

（四）超声定位

1. 探头横轴位（图2-2-2）。

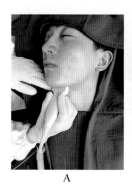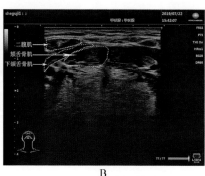

图2-2-2　超声引导下二腹肌、下颌舌骨肌与颏舌骨肌触发点治疗探头摆放示意图（A、B）

2. 探头横轴位（图2-2-3）。

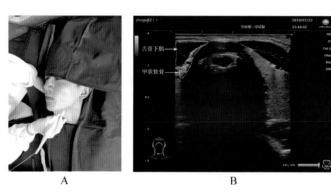

图2-2-3　超声引导下舌骨下肌、甲状软骨触发点治疗探头摆放示意图（A、B）

3. 探头纵轴位（图2-2-4）。

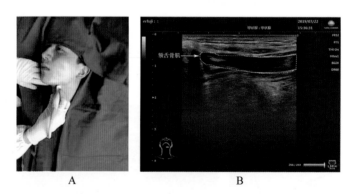

图2-2-4　超声引导下颏舌骨肌触发点治疗探头摆放示意图（A、B）

三　胸锁乳突肌

（一）解剖学基础

胸锁乳突肌（sternocleidomastoid，SCM）具有2个止点，这

2个止点被三角形的锁骨上窝所分开（图2-2-5）。SCM把颈部分成颈前三角和颈后三角形。该肌肉的中心区域狭窄而致密，两端变得宽而薄，能够保护其下方的重要结构（包括颈总动脉、副神经、臂丛、颈丛神经和颈部淋巴结）。SCM的两个肌腹的头端融合并共同止于乳突。这2个肌腹的相对大小以及它们在锁骨处的间距是可变的。由于肌肉的每个头部都有不同的拉伸方向，因此可以将其分为十字形和轻微的螺旋形。有文献报道SCM的止点可能存在变异，表现为在胸骨和锁骨头之间存在第三个头、SCM肌腹的缺失，以及颈阔肌与SCM融合。胸骨头：胸骨头是SCM的内侧头，附着于胸骨柄，相对更加倾斜和浅表。其向后外侧上升，通过一个强大的肌腱止于乳突的表面，再通过一层较薄的筋膜止于枕骨上项线的外侧部。胸骨肌可在前胸表面向下延伸，看起来像是SCM胸骨头的延续。锁骨头：锁骨头在SCM的两个头中相对更加外侧、更深。该肌肉的宽度是可变的，并附着于锁骨表面的内侧1/3。它几乎垂直上升并与胸骨头一道止于乳突。锁骨头主要指向乳突，而胸骨头则更倾斜，并延伸至枕部表

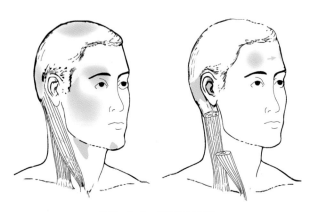

图2-2-5 胸锁乳突肌

面。SCM粗而圆的肌腹是由上述2个头的融合形成。

1. 神经支配：SCM的肌纤维（和斜方肌的一部分）与脑干有着异常密切的联系，这有助于解释其显著的伴随功能。SCM由副神经（第XI对脑神经）的脊髓根支配。第2神经、第3神经，以及有时第4颈神经也进入该肌肉。

2. 功能：双侧SCM同时运动时有几个重要的功能。当人体直立时，SCM向下方作用使头部向前，协助颈长肌弯曲颈椎。当处于类似仰卧位的反重力状态时，SCM使得人能够抬头。当头部被固定，SCM协助提胸，有助于用力吸气。当人抬头凝视时，SCM可以防止颈部过伸。当人受到从后方传来的冲撞力时，该肌肉还可以抵抗头部向后移动的力量。双侧SCM与下颌一起共同激活咀嚼和吞咽运动。这种协同运动也有助于人体空间定向、体重感知和运动协调。SCM单侧运动时，可将头部侧弯至同侧或将头部旋转至对侧。当这些动作组合在一起时，可使人向上斜视。

（二）临床表现

1. 牵涉痛模式：SCM的胸骨头和锁骨头有其特有的牵涉痛模式。SCM中的TrPs所导致的面部疼痛是诊断"非典型面部神经痛"的基础。该肌肉中的TrPs也可能导致耳、鼻和喉咙的疼痛。

（1）胸骨头：SCM的胸骨头的任何部位都可能有TrPs。通常，胸骨头下部的TrPs会引起胸骨上部的牵涉痛，这是SCM胸骨头唯一向下的牵涉痛。胸骨头下部的TrPs也会引起阵发性干咳。胸骨头中部的TrPs会引起同侧脸颊和上颌、眶上嵴和眼眶深部的疼痛，也会引起吞咽过程中咽部和舌根的牵涉痛（可能被误以为是"喉咙痛")以及颏部区域的疼痛。马巴赫（Marbach）也提出了类似的牵涉痛模式，包括脸颊、颞下颌关节和乳突区。该处的TrPs还可能令患者耳中产生爆裂声。胸骨头近端的TrPs会引起耳后枕部和头顶的牵涉痛，牵涉痛区域伴有头部压痛。胸骨头TrPs会引起同侧眼、鼻的自主症状。眼部的症状可能包括泪液过多、结膜充血、瞳孔大小和反应正常的"上睑下垂"（眼睑裂隙变窄），以及视觉障碍。这种"上睑下垂"不是由上睑提肌无力引起的，而是由于上睑提肌的运动单位的兴奋性增加，造成眼轮匝肌痉挛引起的。由于上眼睑无法抬起，患者可能必须向后倾斜头部。视觉障碍不仅包括视力模糊，而且还包括感光强度变弱。有时患侧还会出现鼻塞和上颌窦充血。SCM中的TrPs也可能与单侧耳聋有关。

（2）锁骨头：SCM锁骨头的任何部位均可有TrPs。一般来说，锁骨头中间区的TrPs会引起额部的牵涉痛，严重时这种疼痛会从前额延伸到另一侧。锁骨头的上部会引起同侧耳部及耳后区域的牵涉痛。米恩（Min）等报道了1例患者锁骨头与耳后区有关的类似发现。特拉维尔认为脸颊和磨牙的疼痛与同侧SCM锁骨头有关。锁骨头的TrPs也可能导致空间定向障碍。头晕更多的是一种头部内部的感觉，而很少是真正的眩晕感。威克斯和特拉维尔发现，头部突然转向后的晕厥可能是由于刺激了锁骨头内的TrPs所致。持续数秒到数小时的头晕发作是由于收缩SCM造成的位置改变或者SCM突然收到拉伸引起的。身体不平衡可伴有或不伴有体位性头晕，弯腰或共济失调（睁眼时头部无意转向一侧）时身体的不平衡可能会导致突然跌倒。古德（Good）将头晕归因于SCM或上斜方肌中的TrPs，而西蒙斯（Simons）等仅在SCM中发现了头晕症状。蒂奇（Teachey）认为SCM锁骨头中的TrPs与头晕、听力损失、听觉过敏、听觉减退以及耳塞的感觉有关。锁骨头的TrPs还会导致额部（牵涉痛区域）出现局部出汗和血管收缩的自主现象。

2. 症状：与预期相反，颈部疼痛和僵硬通常不是SCM中存在TrPs最常见的表现，虽然该肌肉可能是"硬颈"综合征（主要是由于肩胛提肌、颈后肌和斜方肌中的TrPs活动造成）的一个额外组成部分。该肌肉存在TrPs可能导致患者的头部向同侧倾斜，因为保持头部直立会引起疼痛。当按摩患者上述肌肉时可能会出现颈部"酸痛"，但这种症状常常被错误地归因于淋巴结病。神奇的是，SCM中存在TrPs的患者更喜欢躺向酸痛肌肉的一侧，这样面部牵涉痛就不会承受重量。

（1）胸骨头：胸骨头的牵涉痛可独立于锁骨头的牵涉痛而发生。胸骨头中存在TrPs的患者可出现面颊、太阳穴和眼眶疼痛。眼压高是一种很常见的表现。面颊疼痛的患者可能会因怀疑鼻窦感染而求医，然而，就诊时没有发现其他迹象或症状支持"鼻窦感染"的诊断。患者还可能会出现患侧额部出汗、结膜充血、流泪、鼻炎和明显的"上睑下垂"（眼睑裂变窄）。有时表现为视力模糊或复视，但患者瞳孔反应正常。当观察到对比强烈的平行线（如软百叶窗）时，患者更可能出现上述症状。结合视觉模糊和感光度的报道，患者可能被误诊为偏头痛，但实际上述症状可能仅仅是由SCM中的TrPs引起的。双侧胸骨头内都存在TrPs的患者可能还会有持续性干咳。

（2）锁骨头：锁骨头内存在TrPs的患者可能会出现额部单侧或两侧的深部胀痛、局部出汗和/或冷感。患者颈部过伸、锁骨头过度拉伸后可能会出现头晕，例如躺在没有枕头的平板床或夜间翻身时。白天患者头颈部的快速剧烈旋转可能导致短暂的平衡丧失。在这种体位性头晕的急性发作期间，患者很难执行手头的工作。有些患者的姿势反应也会被放大：当他们抬头时，他们会有"向后倾倒"的感觉，当他们低头时候，他们的身体往往会向前倾。有些患者甚至可能会出现直线行走困难。恶心是患者常见的症状，但很少有呕吐。苯海拉明可以减轻恶心症状，但不能缓解头晕。患者甚至可能会抱怨"胃部不适"，并伴有恶心，从而导致厌食，出现饮食不良。有报道认为晕船或晕车也可能与锁骨头中的 TrPs 有关。当患者的头部持续向一侧倾斜后可能会出现平衡的丧失，例如把手机靠在耳边，或者用双筒望远镜观察鸟类。引起体位性头晕的本体感觉障碍可能比该肌肉引起的头部牵涉痛更为致残。这些症状可能单独出现，也可混合出现。据报道，少数患者的单侧听力会受到损害。耳鸣虽然不常见，但可由 SCM 中的 TrPs 引起（咬肌深部中的 TrPs 引起耳鸣的概率更大）。

（三）触发点的定位

目前，还没有针对 SCM 中 TrPs 特殊检查的可靠研究。但是，在其他肌肉中，格温（Gerwin）等发现，最可靠的检查标准是可以触诊到具有压痛点的肌肉条索带，能引起牵涉痛，并可以复制患者的疼痛特征。虽然通过触诊到局部抽搐反应是不完全可靠的，但这是一个有价值的客观依据。检查 SCM 时应采用交叉钳夹式触诊，将肌肉置于拇指和其他手指之间，使其与其下层的颈部结构分离。患者最好取仰卧位，也可以取坐位。仰卧位是最有效的，因为此时肌肉更为放松。检查者应将患者的头部向患侧肩部倾斜从而使得 SCM 得到一定程度的放松，必要时还可将患者面部稍微偏向对侧。当触及由 TrPs 造成的肌肉条索时会产生明显的抽搐反应（可能被视为头部的轻微抽搐）。应检查整块肌肉是否存在TrPs，因为TrPs可能位于SCM的上止点或下止点附近，或位于两个肌腹的中段。两个头都应该被彻底检查。用交叉推按触诊可以更有效地检查靠近肌肉近端和远端的TrPs。

下颌骨表面的刺痛感是颈阔肌TrPs的特征性牵涉痛，在触诊SCM时可能会被无意中触发。这会使患者感到惊吓和担忧，因此检查者应对这种意外的感觉做好解释。

（四）超声定位

探头横轴位（图2-2-6）。

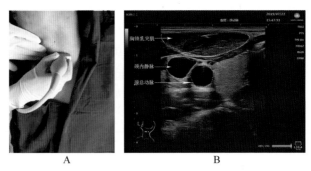

A   B

图2-2-6　超声引导下胸锁乳突肌触发点治疗探头摆放示意图（A、B）

四　斜角肌

（一）解剖学基础

斜角肌由3对肌肉组成，位于颈部外侧、后内侧以及胸锁乳突肌（SCM）肌肉的深处（图2-2-7）。这些肌肉的纤维方向和附着处具有相应的多样性，但它们也具有不同的长度和功能。由于这些解剖学差异，每个斜角肌将单独说明。前斜角肌：前斜角

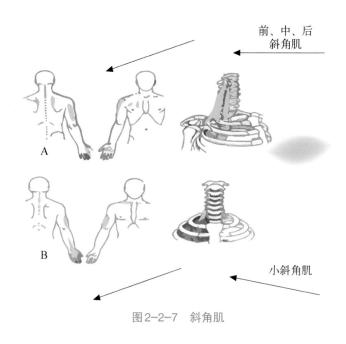

前、中、后
斜角肌

A

B

小斜角肌

图2-2-7　斜角肌

肌起源于C3 ～ C6颈椎横突前结节。纤维交织并向下走行进入第一肋骨内缘的斜角肌结节和锁骨下动脉沟前方上表面。前斜角肌是前颈部的重要标志，因为该区域有几个重要的解剖结构。膈神经经过前斜角肌前部。在后面，胸膜上胸膜和胸膜，颈丛颈神经根和锁骨下动脉均将前斜角肌与中斜角肌分开。中斜角肌：中斜角肌是最大和最长的斜角肌，起源于C2 ～ C7颈椎横突后结节，并且偶尔到Cl。肌肉斜向倾斜，并进入第一肋骨的颅面，向后部分深至锁骨下动脉沟，肌肉滑动有时延伸到第二肋骨。如上所述，在前斜角肌中，这两块肌肉被锁骨下动脉和颈神经根的腹侧支分开。在前面，锁骨和肩胛舌骨肌穿过这块肌肉。SCM肌肉穿过后外侧，肩胛提肌和后斜角肌位于中斜角肌后面。C4、C5、C6和C7的前支穿中斜角肌，形成肩胛背神经和胸背神经。后斜角肌：后斜角肌是最小和最深的斜角肌。该肌肉起源于C4、C5和C6颈椎横突后结节，并且深入到第二肋骨的外侧面上，恰好在前锯肌的附着后面，偶尔到第三肋骨。后斜角肌穿过中斜角肌后方的第一肋骨，并深入上斜方肌和肩胛提肌的前缘。小斜角肌：所有斜角肌的附着处都是多变的，变化最大的是小斜角肌。通常起自C7颈椎横突前结节，有时候为C6。它深入支撑胸膜圆顶的筋膜上，并超出第一肋骨的内缘。肌肉位于前斜角肌的深处，并附着于锁骨下动脉沟后面。胸膜圆顶，圆顶膜，由胸膜上膜（Sibson筋膜）加强，并由该膜固定在C7的前结节和第一肋骨的内缘。小斜角肌加强了这个筋膜，直径可达10 mm，但通常要小得多。

1. 神经支配：根据肌肉附着的节段水平，所有斜角肌由C2～C7脊神经前支运动支支配。前斜角肌受C4～C6脊神经前支支配，中斜角肌由C3～C8脊神经前支支配，后斜角肌和小斜角肌受到C6～C8脊神经的前支支配。

2. 功能：斜角肌能够稳定颈椎以防止侧向运动，并在呼吸中起主要作用。它们的特定作用取决于它们是从下面还是从上面固定。从下面固定：单侧作用时，斜角肌可侧屈颈椎，当受到刺激时，它们使头向前屈曲或侧曲。所有四个斜角肌都不能很好地影响颈部的旋转。双侧作用时，前斜角肌有助于颈部屈曲。目前认为，斜角肌的主要功能是在单侧收缩时屈曲同侧颈椎，并在双侧作用时协助屈曲颈椎。在没有稳定脊柱的情况下，斜角肌在同侧屈曲颈椎并抬高第一肋骨和第二肋骨。后斜角肌更平坦的角度使其特别适合通过横向控制来稳定颈部基部，类似于腰椎底部腰方肌的作用。从上面固定：斜角肌长期以来被认为是呼吸的重要辅助肌肉，并且比SCM肌肉更常用于呼吸。肌电图和肌肉刺激证据支持吸气时上提第一肋骨和第二肋骨为主要功能，不仅仅是辅助吸气功能，尤其是中斜角肌。斜角肌在参与正常静息吸气活动，而频繁的呼吸模式与膈肌呼吸的激活可能更高。当人们搬运，举重或拉重物时，斜角肌通常收缩以稳定颈椎。

（二）临床表现

1. 牵涉痛模式：前斜角肌、中斜角肌或后斜角肌触发点牵涉痛可向前至胸部，向外侧到上肢，以及向后至邻近肩胛骨缘和肩胛间区。任何一个斜角肌都可以产生任何形式的牵涉痛。向后，前斜角肌触发点牵涉痛累及背部、肩胛骨缘椎体上半部分以及相邻的肩胛间区域。当患者出现肩后痛时，特别是沿着肩胛骨边界，应该确保检查斜角肌 TrPs，因为它们是患者出现此类疼痛的最常见来源之一。向前，两个指状突起引发的持续酸痛累及胸肌区域向下至乳头水平。这种模式通常起源于中斜角肌或后斜角肌下部分。斜角肌疼痛牵涉及前肩部区域，并非典型的深关节痛，如冈下肌的牵涉痛。它通常被描述为左侧胸腔的紧绷或抓紧感，这种 TrPs 牵涉痛可能被误认为是心绞痛，因为它可能与肌肉活动有关。斜角肌牵涉痛可以延伸到上臂的前部和后部（在肱二头肌和肱三头肌上）。牵涉痛经常跳过肘部并出现在前臂、拇指和示指的桡侧。这种上肢模式起源于前斜角肌和中斜角肌的TrPs。较少出现的小斜角肌触发点牵涉痛可强烈投射至拇指。这种疼痛覆盖了手臂外侧面，从三角肌深入到肘部的手臂侧面，但跳过肘部以覆盖前臂、手腕、手和所有手指的背侧，尤其是拇指。触发点引发的感觉多为拇指的"麻木"的感觉，伴或不伴冷敏或触敏。

2. 症状：斜角肌 TrPs 应被视为患有上肢疼痛、感觉异常或感觉迟钝患者的症状来源，因为这些肌肉中的TrPs是颈部、肩部和手臂疼痛的常见来源。斜角肌TrPs引起的疼痛常常被漏诊或误诊。与斜角肌肌筋膜疼痛相关的症状最常见的是颈椎间盘病变、颈椎病和TOS（胸廓出口综合征）。所有上述病症都可引起颈部和UE疼痛、感觉异常和/或感觉迟钝。虽然斜角肌TrPs牵涉痛偶尔累及头部，但它们通常与其他肌肉中的TrPs相关，因此当患者出现颈部和头部疼痛时应予以考虑。在肩部、肩胛骨内缘和上肢症状的患者中，应考虑斜角肌中的TrPs。患者可能会有疼痛和感觉异常，这些疼痛和感觉异常会辐射到手的外侧。当患者出现上肢疼痛与C4~C7神经根症状相似时，应考虑对斜角肌（特别是前、中斜角肌）进行特定检查。当患者出现肩胛骨上角内侧疼痛时，这些症状最可能的肌筋膜来源是斜角肌TrPs。斜角肌中的TrPs患者有时会主诉"肩膀"疼痛，同时指示手臂的上半部分。该疼痛可影响睡眠。当夜间疼痛严重时，患者可能会睡在沙发上或撑在枕头上以获得缓解。这个位置有助于防止斜角肌的持续缩短，当患者平躺并且睡眠期间胸部和肩部抬高时，尤其是枕头不合适时，往往会发生。手部麻木和刺痛的神经系统症状（主要是尺骨分布）以及手上物体的意外掉落可能是由于肱骨下干的卡压造成的。它通过钩住第一根肋骨离开胸腔，表明胸小肌可能压迫神经血管束。患者还会出现手肿胀，多见于手腕的远端处，尤其是在四指的基部和手的背部上。患者可能会在早晨醒来时出现手背部浮肿、手指僵硬、手指环紧张等特征。这些症状可能是由锁骨下静脉和/或淋巴管的卡压引起的，因为它们穿过斜角肌前部肌肉附着前的第一肋骨。斜角肌TrPs应被视为此卡压的一个促成因素。肿胀或浮肿可能会在当天晚些时候消失。手指的相关硬度不仅仅是由于水肿而且还可能因为具有自主反射成分的手指伸肌肌筋膜拉紧。

（三）触发点的定位

局部抽搐反应难以在前斜角肌和中斜角肌中手动触发，而在后斜角肌中异常困难。基于评估者 TrPs 触诊的可靠的定位和数据，斜角肌的解剖位置，以及紧张带、激惹点和牵涉痛的检测是最可靠的诊断标准。当针刺 TrPs 时，会引起特征性地局部抽搐反应，但只能作为诊断确认的发现。

当试图定位前斜角肌和中斜角肌时，有必要记住前斜角肌附着在颈椎的前结节，即颈丛纤维出现在前结节和后结节之间，中斜角肌的纤维附着在后结节上。颈丛在两个肌肉之间的可触凹槽中下行并且逐渐变得更浅表，从两个肌肉之间越过第一肋骨离开颈部和胸部。触摸 SCM 肌肉并找到锁骨下动脉是定位斜角肌的最可靠方法。

通过掌握 SCM 肌肉锁骨分支后缘后面的肌肉，发现前斜角肌 TrPs。可以通过在锁骨上方用手指按压定位颈外静脉来接近 SCM 后缘。甲状舌骨肌比斜角肌更表浅，从 SCM 肌肉后面出现，并在前斜角肌上对角线穿过。它可以在与斜角肌 TrPs 大致相同的水平上交叉，这取决于涉及哪个斜角肌部分并且取决于头部和 UE 位置。舌骨肌比斜角肌更薄。为了区分斜角肌和其他结构，应该要求患者深深地嗅到鼻子。这个动作导致斜角肌的显著收缩。如果舌骨肌的下腹有一个柔软的 TrPs 和紧张带，尽管这些肌肉具有不同的纤维方向，但它很容易被误认为是前斜角肌。如前所述，这些 TrPs 经常一起存在，并且鉴别诊断在治疗挥鞭相关障碍（WAD）和 TOS 中可能是重要的。

患者应仰卧，头部在对侧方向稍微旋转，支撑颈椎前凸。可以通过定位患者的头部以识别肌肉中的任何松弛然后触摸其前部和后部边界来识别前斜角肌。它的后部边界通过定位支撑肱骨的前斜角肌和中斜角肌之间的凹槽来确认颈丛神经纤维。在锁骨后面的这个沟中，锁骨下动脉几乎总是可触及的，它通过这两个肌肉之间穿过第一个肋骨。一只手的手指跨越斜角肌前部肌肉以确定其位置，而另一只手利用横向平触觉来精确定位紧张带和TrPs。

中斜角肌平行于并位于上面描述的，包含颈丛神经纤维的沟。它比前斜角肌宽，位于上斜方肌的游离边界之前。利用横向平触诊可以触及椎骨横突后结节。由于该区域的神经血管结构，应该非常小心地进行触诊。

后斜角肌比中斜角肌更加水平和背侧。它经过肩胛提肌的前方，后者应该在肩胛提肌靠近上斜方肌的游离前缘出现的位置被推开。寻找TrPs压痛需要在中斜角肌和第一肋骨深处进行横向平触诊。该附着点在肌腹没有TrPs的情况下通常是柔软的。

因为小斜角肌的定位和存在、组成和大小方面的变异度，可靠的TrPs触诊是困难的。它可能表现为治疗后斜角肌前肌的残余压痛。

（四）超声定位

探头横轴位（图2-2-8）。

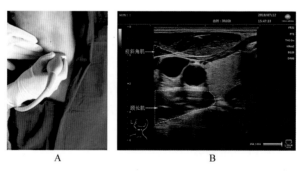

图2-2-8　超声引导下斜角肌触发点治疗探头摆放示意图（A、B）

第三节　颈后部

一　头夹肌和颈夹肌

　　头夹肌和颈夹肌是主要的颈后稳定肌群。头夹肌起自乳突和枕骨，止于C7棘突、第三椎体或第四椎体以及棘上韧带。颈夹肌起自寰椎和枢椎的横突以及C3的后结节，止于T3～T6棘突。头夹肌由C2和C3神经背外侧支支配，颈夹肌由C4～C6神经被外侧支支配。两种肌肉在颈椎伸展活动时维持颈部的动态稳定，同时在颈椎屈曲活动如挥鞭伤时保护颈部。双侧作用时，可以伸展颈椎，而单侧作用时，可以旋转颈部。头夹肌触发点的牵

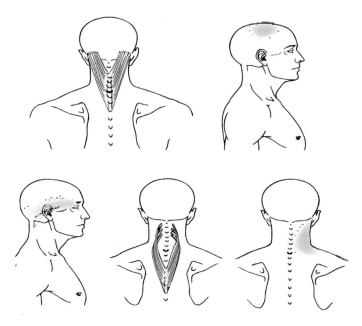

图2-3-1　头夹肌和颈夹肌

涉痛可以扩散到头顶部，颈夹肌触发点的牵涉痛则位于眼后，有时至枕部。两种肌肉触发点的激活和持续化源自挥鞭伤、不良坐位姿势、使用手持电子设备以及演奏乐器。环境和活动源性压力也是危险因素。这些肌肉可能参与多种颈椎疼痛综合征，尤其是机械性颈部疼痛和挥鞭伤。另外，这些肌肉也与颈神经根性痛和纤维肌痛综合征有关。主要的纠正措施包括姿势矫正和家庭工作中的人体工程学宣教。

（一）解剖学基础

头夹肌起自乳突胸锁乳突肌附着点下，以及枕骨上项线外1/3下，止于C7棘突、T3或T4椎体以及棘上韧带。颈夹肌上部纤维的肌腱在中线处与对侧的颈夹肌、上斜方肌和小菱形肌交织。该会聚点形成了颈下半部的项韧带背脊。

颈夹肌位于头夹肌的外侧和尾部。该肌起自寰椎和枢椎的横突以及C3的后结节，止于T3～T6棘突。在颅骨附着处，颈夹肌处于最后面，与中间的肩胛提肌和前面的中斜角肌形成三角连接。双侧的每一对颈夹肌和头夹肌都形成V形。

1. 神经支配：头夹肌由C2和C3背侧支支配，而颈夹肌由下颈（C4～C6）背侧支支配。

2. 功能：头夹肌，在头部和颈部伸展活动时，双侧头夹肌是双侧活动的，并且在面部旋转到同一侧时是单侧的。武部（Takebe）等已经证明，在直立平衡位置，头夹肌在静息状态下没有活动，并且在头部和颈部的侧向屈曲期间它不会变得活跃。其他作者已经证明，在侧屈期间，肌肉至少在某种程度上是活跃的。当面部向下旋转到一侧时，下颌向上倾斜，两侧的头夹肌活跃。当处于这个旋转和伸展位置时，同一侧的肌肉会旋转头部和颈部；相反的肌肉有助于伸展头部和颈部。头夹肌在同侧倾斜头部也起着从属作用。最近的研究发现，在自主颈椎运动过程中，头夹肌的活动不一致，这取决于头部的初始位置。在颈椎屈曲期间也很活跃，最有可能帮助控制头部的向前运动。颈夹肌，尽管缺乏支持性肌电图证据，但假设颈部肌肉在单侧作用时旋转上颈椎，并在双侧作用时伸展颈椎。它在颈椎侧屈期间的作用也值得怀疑。然而，已经证明这种肌肉在颈椎弯曲期间是活跃的，最有可能有助于控制头部和颈部的向前运动。

（二）临床表现

1. 牵涉痛模式：头夹肌中触发点通常累及同侧头顶的疼痛。施密特-汉森（Schmidt-Hansen）等观察到注入头夹肌的高渗盐水引起三叉神经疼痛受神经支配的皮区，特别是头部的眼区。颈夹肌触发点通常弥漫性累及头部内侧，强烈聚焦在同侧眼睛后面，有时也指向同侧枕部。颈夹肌下方部分的触发点，位于颈肩三角区牵涉痛指向上和颈部底部。这种模式通常位于肩胛提肌的疼痛模式的上部，但是它可以包括更多内侧疼痛扩散。除疼痛外，颈部肌肉上部的 TrPs 可能导致同侧眼睛视力模糊，无头晕或结膜炎。

2. 症状：患有活动性头夹肌 TrPs 的患者通常会出现接近头顶的疼痛症状。患有颈夹肌 TrPs 的患者主要出现颈部、颅骨和眼睛的疼痛；也可能会出现一个"僵硬的脖子"，因为头部和头部受到限制。眼眶疼痛和视力模糊是令人不安的症状，这些症状偶尔会从颈夹肌上部的 TrPs 单侧转向眼睛。在头夹肌和颈夹肌患有 TrPs 的患者也可能出现枕骨区域的压迫样疼痛，向前额辐射的压迫样疼痛和/或枕骨区域的麻木。

（三）触发点的定位

头夹肌：头夹肌TrPs可以通过横向平触诊来识别，并且通常在上斜方肌的上边界穿过头夹肌的区域附近发现。临床医生应该知道肌纤维的方向和垂直于纤维的触诊，以在肌肉组织的紧张带内找到TrPs。这个肌肉可以被胸锁乳突肌前面的小肌肉三角形触及，上斜方肌向后，后面是肩胛提肌。找到头夹肌，触诊乳突和突出的胸锁乳突肌。将一根手指放在枕骨下方的胸锁乳突肌后面和内侧。然后通过要求患者将面部朝向被检查的一侧转动，同时伸展并使头部抵抗由临床医生提供的耐光性来触诊对角指向的头夹肌纤维的收缩。一旦在这个肌肉三角区中发现了头夹肌，就可以触摸紧张带和TrPs。在一些患者中，头夹肌可能绷紧，足以在没有活动的情况下明显可触及。

可以检测肌肉的另一种方法是首先识别斜方肌上界，同时患者在肌肉放松的情况下支撑在斜躺位置。然后，当患者进行突然短暂的手臂外展运动以抵抗光阻时，临床医生随后触诊到头夹肌肌肉收缩。然后，在大约C2棘突的水平处，沿着上斜方肌的边界和/或深处触及紧张带和TrPs的紧张带和TrPs。

颈夹肌：由于上斜方肌和中斜方肌从后面覆盖了大部分肌肉，因此颈部肌肉不易触及。只有一小块肌肉没有覆盖菱形小头肌，后面是长菱形小肌，或是由侧面肩胛提肌覆盖。

从颈夹肌TrPs引出触痛的最佳方法是从颈部的侧面穿过或围绕肩胛提肌。如果皮肤和皮下组织足够活动，临床医生将触诊手指滑动到上斜方肌的自由边界的前面，大约在C7棘突的水平，朝向和超出肩胛提肌。如果肩胛提肌不是很柔软，但是向脊柱内侧施加的额外压力是疼痛的，那么很可能是头夹肌痉挛。在患有活动性结缔组织的患者中，紧张带可以在从外侧到内侧的对角线上尾部可触知。为了区分肩胛提肌与头夹肌的触诊，可以感觉到肩胛提肌与肩部抬高收缩，相反，头夹肌与颈部伸展收缩。

从后面，按压颈夹肌TrPs的应于大约C7棘突离开2 cm的中间肌肉，这比颈肩三角略高。中间肌肉肌紧张，颈肩三角以上也可能由斜方肌TrPs引起，然而，斜方肌紧张带在尾部方向上指向外侧而非内侧。如果对斜方肌的压痛很深，则可能来自颈夹肌或肩胛提肌TrPs。如果颈椎屈曲增加了压痛的敏感性，那么更可能是由于颈夹肌TrPs导致这些纤维的张力增加而屈曲。通过颈椎屈曲，头夹肌和颈夹肌都被拉长，但只有头夹肌通过颈椎头部的屈曲进一步拉长。

在一些患者中，从颈部外侧直接朝向脊柱头侧至C7水平施加的压力引起颈部肌肉的头部附着区域的压痛。根据西蒙斯（Simons）等人的研究，这种压痛被认为是由于附着症引起的。

（四）超声定位

见颈后肌群。

二 颈后肌群

（一）解剖学基础

后颈部肌肉根据纤维在某些水平上的走向不同在解剖学上分为4层（图2-3-2）。最浅表层，即双侧的上斜方肌，会聚于上方趋于形成"∧"或屋顶形状。下面较深层，即双侧的颈夹肌纤维，会聚于下方形成"∨"形。第3层的半棘肌纤维几乎垂直，

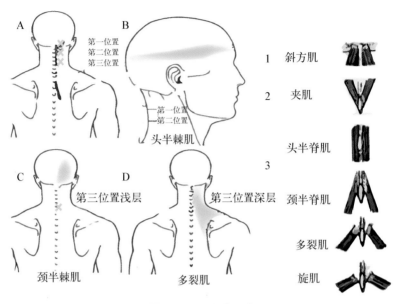

图2-3-2　颈后肌群

与脊柱平行。所有剩余的最内层纤维回到"∧"形态，包括第3层的深层颈半棘肌和构成第4层的多裂肌和回旋肌。了解这种纤维排列有助于有效治疗这些肌肉。颈椎的竖脊肌包括头、颈最长肌，颈髂肋肌，以及多变的头棘肌和颈棘肌（图2-3-2）。

　　在功能上，这些肌肉可以分为2组：4个连接和控制头部运动的肌肉（上斜方肌，头夹肌，头半棘肌和头最长肌），以及3个仅附着于脊柱而不是作用于头部的肌肉（颈半棘肌，多裂肌和回旋肌）。第2组肌肉附着于每个椎骨体节段水平，并且类似的肌肉以基本相同的排列延伸贯穿胸段到腰段。随着深度的不断增加，这组肌肉变得越来越短，成角更大。

　　1. 头半棘肌：头半棘肌位于颈半棘肌表面。该肌肉起源于枕骨上下项线之间的区域的内侧面，在枕下区域形成厚的肌肉束，并且插入到C4 ～ C7的上关节突和T1 ～ T6或T7的横突尖端。头半棘肌通常在C6椎骨水平上被腱划分开，这些腱划将肌肉分成3个部分，每个都有一个终板区。头半棘肌上1/3的终板区在枕下水平几乎横向排列，中1/3的终板区域大约在C3 ～ C4水平，由于最下1/3的肌纤维长度不同，因此该终板区域变异较大。

枕大神经可被头半棘肌卡压，或者在穿过头半棘肌时，走行于其最内侧纤维和颈部韧带之间。枕大神经是C2神经的背侧支的内侧分支，提供感觉分支到头顶皮肤，并且提供运动分支到头半棘肌。该颈神经出现在枢椎椎板上方，寰椎后弓下方。然后它绕着头下斜肌的下边界弯曲，穿过枕骨附着点附近的头半棘肌和斜方肌。

2. 头最长肌：头最长肌起源于乳突后缘，深至头夹肌和胸锁乳突肌，并插入到C5 ～ C7和T1 ～ T4椎体的横突上。它下行穿过头半棘肌的外侧面。头最长肌通常通过腱划或部分或完全分为两个肌腹。

3. 颈半棘肌：颈半棘肌位于头半棘肌深处，起源于C2 ～ C5椎体棘突，并插入T1 ～ T5的横突。其筋膜跨越约6个节段并覆盖颈、胸多裂肌。

4. 多裂肌和回旋肌：颈部多裂肌由多个筋膜形成，源自棘突外侧面的尾部边缘，以及C2 ～ C5椎体棘突的尾端，并且插入下面2、3、4、5的椎体横突。特定节段的筋膜背侧被上面节段的筋膜连续重叠覆盖，这种排列赋予完整的肌肉一个层状结构。颈部多裂肌是最深的跨越椎板的肌肉，它直接附着在颈椎关节突关节的关节囊上。因此，这些肌肉有助于颈椎关节突关节的节段控制。

颈部肌肉有时也起源于C2并且向下节段延伸。在每个节段中，回旋肌短肌起源于上方椎板外侧面的下缘，并插入上面紧邻椎体横突后下部。另外，回旋肌长肌将上面棘突的基部连接到下面两个水平的横突。它们是最短和最深的椎旁肌，连接相邻或交替的椎骨，因此成角度最大。这些肌肉的角度调节具有重要的功能意义。

5. 神经支配：头半棘肌由前4或5个颈神经（C1～C4）的后支支配，而颈半棘肌由C3～C6神经支配。头最长肌和较深的颈后肌肉由邻近的颈神经背内侧支支配。

6. 功能：头半棘肌的功能主要与头部运动有关；而较深的椎间肌主要与颈椎的稳定和节段运动有关。

（1）头半棘肌：头半棘肌的主要作用是伸展头部，当身体前倾时，它起到头部的反重力控制的作用。电刺激头半棘肌会导致头部伸展并轻微的同侧倾斜而不是颈部伸展。然而，头半棘肌肌肉在旋转中的作用是有争议的，因为所有后部肌肉作为伸肌协同作用的假设尚不清楚。研究数据强烈表明，即使是颈轻微屈曲，头半棘肌也始终提供了一种控制作用，这已经在腰椎水平的竖脊肌中得到了很好的证实。这种过度的控制活动是颈后肌慢性劳损的主要原因。

（2）头最长肌：头最长肌是头对颈伸肌，据报道，它也横向弯曲头部到同侧，并向同侧旋转。

（3）颈半棘肌：据报道，颈半棘肌主要作用是伸展颈部并将其反向旋转。尾端插入相对固定的胸椎主要是稳定颈椎的运动。研究表明，在颈部轻微屈曲时，颈半棘肌有时会提供控制作用。

（4）多裂肌和回旋肌：目前尚缺乏明确描述这组肌肉功能的证据，特别是对颈部区域的。但通常，当双侧作用时，这些深层肌肉伸展脊柱。单侧作用时，他们将椎体旋转到对侧。多裂肌被确定为有助于脊柱的侧屈。

（二）临床表现

1. 牵涉痛模式

（1）头半棘肌：头半棘肌触发点的牵涉痛累及头部。临床已经观察到肌肉的上部牵涉痛会累及头颅呈带状向前半包围头部，在颞区域到最大强度，并继续向前至眼睛。肌肉的中间部分导致头颅更后方的深部痛。事实上，头半棘肌中下部和颈半棘肌的牵涉痛在C2～C3关节突关节的部分疼痛分布重叠。

（2）头最长肌：来自头最长肌的疼痛集中在同侧耳朵区域或其后方和下方。疼痛可能沿颈部扩散一段距离，也可能包括眶周区域的疼痛。

（3）颈半棘肌：颈半棘肌触发点的牵涉痛主要可能累及枕部区域，与头半棘肌中间部分牵涉痛模式类似。

（4）多裂肌：颈部多裂肌触发点牵涉痛累及枕下区和头部，有时沿着颈部到肩胛骨上缘。

（5）回旋肌：颈部回旋肌触发点可引起相应节段水平的中线痛和压痛。通过按压或敲击肌肉所附着的椎体棘突可诱发疼痛。这种压痛测试也可用来识别关节紊乱，鉴别诊断比较困难。

2. 症状：出现颈部肌肉引起头部疼痛的患者可能会被诊断为紧张型头痛或颈源性头痛。这些肌肉也涉及挥鞭伤相关疾病的患者或机械性颈部疼痛患者。慢性头痛患者的疼痛模式可能是由几个颈部和咀嚼肌共同引起的牵涉痛。患者可能会受到头部和颈后部压痛的困扰，难以忍受夜间枕头上头部重量的压力。疼痛导致颈部一个或多个方向的活动受限，特别是头部和颈部的屈曲比较典型。枕大神经卡压是头半棘肌或上斜方肌过度激活的后遗症，患者可能会出现除了头痛之外的同侧枕部区域（"枕大神经痛"）头皮的麻木，刺痛和灼痛。接受枕大神经的麻醉阻滞后仅在局麻药的药效时间内缓解。神经卡压患者通常喜欢冷敷而不是热敷来缓解神经性疼痛；这种缓解也可以掩盖触发点牵涉痛。当其中一个肌肉中的触发点活动（头半棘肌或上斜方肌）产生压迫神经的肌纤维紧张带时，可能会发生枕大神经的卡压症状。通过失活头半棘肌和/或上斜方肌中触发点，通常可以减轻与枕大神经卡压相关的症状。

（三）触发点的定位

1. 头半棘肌：颈后肌的触发点触诊是基于对解剖结构和肌肉预期位置的适当了解，因为这些肌肉不是直接触诊的。头部和颈部的轻微弯曲增加了紧张带的张力和后颈部肌肉中 TrPs 的压痛。如果通过坐位或侧卧位为患者提供足够的头部和身体支撑，可以放松后颈部肌肉组织，更容易触诊识别触发点。所有颈后肌最好使用横向平触诊进行检查。通常很难通过手动触诊来诱发可探的局部抽搐反应。然而，如果上斜方肌是松弛的，则可以触摸头半棘肌中的紧张带，这是以其垂直纤维方向来区分的。

半棘肌上部的触发点可能触感坚硬，通常需要用力按压以引发牵涉痛。因此，检查时的深压痛远低于患者疼痛的严重程度。这个压痛区域通常距颅底中线 1 ～ 2 cm 处，也是用于诊断纤维肌痛综合征的有争议的压痛点区域。

2. 头最长肌：头最长肌位于 C3 椎体水平附近的头夹肌外侧深部。从 C2 棘突水平到 C3 ～ C4 交界处，临床医生可以通过定位头夹肌（斜方肌外侧面和胸锁乳突肌后面）并通过向前、向内按压头夹肌的外侧部分来尝试触诊头最长肌的触发点和紧张带。如果头夹肌有 TrPs 和紧张带，应该首先松解，否则可能无法区分头最长肌 TrPs 的深压痛。如果头最长肌有 TrPs，它将呈现突出和坚硬，其近乎垂直的纤维将有助于将它与头夹肌的斜向纤维区分开来。头最长肌介于 C2 与 C4 水平之间，肌肉太深，被太多其他肌肉所覆盖，以至于不能可靠地识别，甚至间接识别。

3. 颈半棘肌：在棘突外侧面 1 ～ 2 cm 处可以触诊到颈后中深层肌肉的 TrPs。触发点通常出现在 C4 ～ C5 水平附近，深压 TrPs 可能引起枕部区域的牵涉痛。很少有人能区分这种相对较深肌肉中的紧张带。

颈部多裂肌和回旋肌：颈部多裂肌的触发点大约位于棘突和下横突中间，通常位于棘突外侧 1 cm 处。由于从 C2 开始每个节段水平都有颈部多裂肌的分叉，并且因为一些分叉跨越不止一个的椎体，所以从棘突 C3 ～ C4 的交界处开始，可以在这些过程之间的任何水平上找到颈部多裂肌中的 TrPs，并向下延续为胸部多裂肌。基于解剖学标志触诊这种肌肉可能是有限的，因为它们是后颈部最深层的肌肉组织。

最深的肌肉即回旋肌，在颈部区域通常不像在胸部区域那样完全发育。这些肌肉太深，无法通过触诊识别其紧张带的纤维方向。应该通过向棘突外侧凹槽深处的深压痛以及按压或敲击棘突来识别。回旋肌的疼痛分布基本上是节段水平和深部的中线疼痛，棘突的模拟痛（骨痛）。

（四）超声定位

1. 探头横轴位（图 2-3-3）。

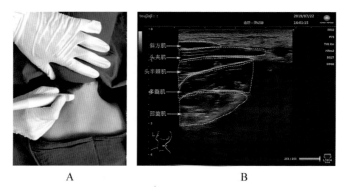

图2-3-3　超声引导下斜方肌、头夹肌、头半棘肌、头下斜肌触发点治疗探头摆放示意图（A、B）

2. 探头横轴位（图2-3-4）。

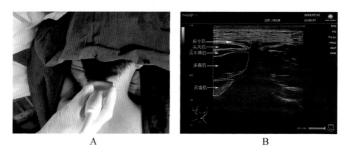

图2-3-4　超声引导下斜方肌、头夹肌、头半棘肌、多裂肌触发点治疗探头摆放示意图（A、B）

三　斜方肌

（一）解剖学基础

　　斜方肌的上部、中部和下部有不同的纤维方向和不同的功能。这3个部分经常被认为是3块不同的肌肉（图2-3-5）。在临床上，该肌肉的任何两个部分之间的界限是无法通过触诊来区分

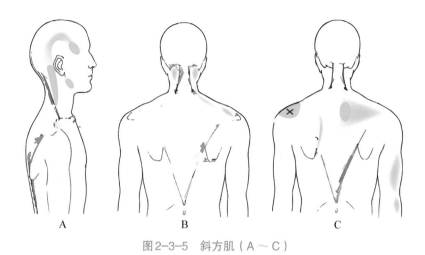

图2-3-5　斜方肌（A～C）

的，仅能通过肌纤维附着的位置与棘突、肩胛冈、肩峰和锁骨的关系来界定。从后面同时看左侧和右侧斜方肌时，它们看起来像一个大的菱形。当左右2块上斜方肌的纤维合在一起时，它们的形状像一个衣架。

1. 上斜方肌：上斜方肌顶部的肌纤维起自上项线的内侧1/3，中部的肌纤维起自项韧带。这些肌纤维向外、向前会聚，并止于锁骨外侧1/3的后缘。

对上斜方肌纤维走行方向进行仔细的解剖分析，发现结果与大多数研究者对该肌肉的想法相反，上斜方肌不能直接对锁骨或肩胛骨提供向上的力。一些细的肌纤维从上项线略微垂直向下绕过颈部后，又几乎水平地通过并附着在锁骨上。

约翰逊（Johnson）等表明上斜方肌的横向肌束起源于项韧带的下半部分，并附着于锁骨的外侧1/3。较大的上斜方肌肌纤维束几乎水平走行（>20°），通过其在胸锁关节处的附着，使得锁骨的外侧端向上、向内拉起。上斜方肌的这些纤维还可以通过锁骨围绕胸锁关节的旋转而提起锁骨，并间接地通过肩锁关节来提起肩胛骨。

枕大神经可被上斜方肌的垂直纤维所压迫。枕大神经是C2神经后支的内侧支，提供头皮至头顶的感觉支。该神经自寰椎后弓下方出现，然后绕过头下斜肌的下缘，再穿过头半棘肌和斜方肌靠近枕骨的附着处。

2. 中斜方肌：根据西蒙斯等的研究，斜方肌的中部来源于从C7～T3的棘突和棘上韧带，并止于肩峰内侧和肩胛骨上缘。约翰松等认为，中斜方肌起自C7和T1，其中起自C7的肌束止于肩峰，而起自T1的肌束止于肩胛骨。

3. 下斜方肌：根据西蒙斯等的研究，斜方肌扇形部分的6条肌纤维起源于T4～T12的棘突和棘上韧带，通过肩胛骨内侧缘时形成一个光滑三角形的腱膜，最后附着于肩胛骨外侧顶点的结节上。约翰松等认为，下斜方肌起自T2棘突，从T2～T5的肌纤维会聚成一个共同的肌腱并附着在肩胛骨的三角肌结节上，同时，从T6～T10的肌束止于三角肌结节的内侧缘，而再下方的肌束，止于到三角肌的下缘。

4. 神经支配：斜方肌由副神经（第XI对脑神经）的脊髓根支配。该神经起源于上5节或6节颈段脊髓的脊髓核。颈段的神经纤维合并形成脊髓根，通过枕骨大孔进入颅后窝。脊髓根与颅（内）根在此处短暂连接并形成了一个独立的神经干（副神经）。副神经从颈静脉孔出颅，向茎突后间隙前进，在此处又分为颅根和脊髓根。脊髓根通常沿颈内静脉外侧走行。虽然发生频率较低，但它也可以沿颈内静脉的内侧走行，或穿过颈内静脉，或分裂绕过颈内静脉。然后，它继续在茎突、茎突舌骨肌和二腹肌的深面斜向下走行。在此，副神经常穿过胸骨锁乳突肌的两个头，但也可在这两个头之间走行。继而副神经与来自C2～C4的神经纤维吻合，然后斜行穿过颈后三角，到达斜方肌的深面，停留在斜方肌和肩胛提肌之间的脂肪层中。普遍认为C2～C4负责感觉信息（主要是本体感觉）。与此相反，肌电图和组化的结果显示上述神经既有感觉功能又有运动功能，因此可以控制斜方肌三个部分一定程度的收缩。然而，从C2～C4神经的运动信号并不一致，或者当运动信号存在时，斜方肌的三个部分被不规则地支配。虽然副神经脊髓根的损伤是罕见的，但医源性损伤大部分会造成脊髓根的损伤。这种损伤常发生在对头颈部癌症患者行颈部淋巴结清除的根治性颈部清扫、改良根治性颈部清扫或功能性颈部清扫的手术过程中。

5. 功能：斜方肌对肩胛运动的总体影响是上中斜方肌可使肩胛骨上抬；上中下斜方肌均可使得肩胛骨内收，但主要依赖于中斜方肌；关节盂向上旋转涉及上、中、下斜方肌。约翰松（Johnson）等在一份关于斜方肌生物力学和解剖学的分析报告中指出，上中斜方肌的横向肌纤维使得它们可以向后内侧（由下斜方肌或胸部肌肉辅助）拉动锁骨、肩峰和肩胛骨，而且在这些肌纤维止于锁骨（几乎水平）之前，上（颈）段肌纤维向上的运动会消失。有研究者认为，对于肩胛骨向上的旋转运动，上下斜方肌的参与方式与前锯肌不同。他们指出，下斜方肌保持三角肌结节的位置，使之成为旋转轴，而上斜方肌施加向上的旋转力以补充前锯肌。此外，他们还解释说，上斜方肌在不对肩胛骨施加向上的力的情况下，通过围绕胸锁关节旋转锁骨（间接）来上抬肩胛骨。小瓜泽利（Guazzelli Filho）等也支持这一理论，他们观察到，斜方肌的上、中、下3个部分参与了上肢的外展、内收和屈伸过程活动。然而，当上肢没有负荷时，斜方肌的肌电活动是最小的，当存在重负荷时，由上斜方肌来承担。

（1）整块肌肉：双侧均活动时，整个肌肉协助颈椎和胸椎伸展。

（2）上斜方肌：向同一侧伸展并横向弯曲头部和颈部时，单侧的上斜方肌运动可以帮助头部极端旋转，从而使面部转向另一侧。它可以直接将锁骨（并间接将肩胛骨）向后拉，并通过旋转胸骨锁关节的锁骨来使之上抬。当站立时，它常常能间接通过肩带来帮助上肢承重（但不能被训练），或者用手臂悬吊来支撑手上的重量。上斜方肌与肩胛提肌、前锯肌一起，提供向上旋转关节盂所需的向上的力量。伊托（Ito）指出，当手臂屈曲、外展时，上斜方肌的肌电活动逐渐增强并变得活跃。另一项研究表明，当手臂主动保持外展90°时，所有受试者的肌电图均在 1 min 内表现出明显的疲劳迹象，平均不到30 s。

关于近水平方向的上斜方肌可以有效地协助前锯肌的机制已经得到很好的解释。上斜方肌通过向锁骨施加一个中间方向的力，使得锁骨必须围绕胸骨锁关节旋转，从而可以有效地将锁骨的外侧端向内上牵拉。肩峰的抬高使得肱骨承担的大部分负重转移到胸骨锁关节，从而减轻颈椎的压力。因为这些肌纤维的方向几乎是水平的，而不是垂直的。

（3）中斜方肌：中斜方肌的功能存在一些争议，这在一定程度上是由于很难通过特定的运动来区分肌肉。一些研究者将中斜方肌描述为一种肩胛骨牵开器，而其他人则将中斜方肌描述为肩胛骨牵开器和稳定器。尽管中斜方肌在肩胛骨向上旋转时是活跃的，但当向上旋转耸肩时，中斜方肌因其非常接近肩胛骨的旋转轴而不能明显地向上旋转。这种短杠杆的情况限制了中斜方肌产生向上旋转力矩的能力，然而肩胛骨一旦开始向上旋转，中斜方肌就能提供更好的力臂来促进向上旋转。研究表明，中斜方肌和下斜方肌有助于保持肩胛骨垂直和水平的平衡，而不是产生扭矩。为了进一步保证稳定，中斜方肌在特定运动时会先于肩关节肌肉运动。中斜方肌与上斜方肌、下斜方肌在突然运动时同时被激活。

（4）下斜方肌：下斜方肌的功能也存在一些争议，这在一定程度上是由于区分肌肉以确定其功能具有难度。此外，一些研究者认为下斜方肌使得肩胛骨内收、下沉和旋转，而另一些研究者则认为下斜方肌是肩胛骨的一个重要稳定器，有助于维持肩胛骨垂直和水平的平衡。基于下斜方肌与三角肌结节连接，以及肌纤维不会随着肩胛骨向上旋转而改变长度这一事实，下斜方肌产生向上旋转的任何扭矩都将是一个挑战。下斜方肌协助肩胛骨向上旋转，但更多的是抵抗前锯肌的力量，而将肩胛骨拉向外侧。随着上下斜方肌（和前锯肌）施加向上旋转的力矩，肩胛骨得以向上旋转。肌电图的结果表明，在肩胛骨向上旋转过程中，下斜方肌和上中斜方肌都处于激活状态。

（二）临床表现

1. 牵涉痛模式

（1）上斜方肌：上斜方肌是最常受 TrPs 影响的区域之一。上斜方肌肌腹中的任何位置均可出现 TrPs。临床上观察到的 TrPs 常出现的部位是斜方肌的前端、最垂直附着于锁骨的肌纤维。根据临床经验，上述区域中的 TrPs 所引起的疼痛始终将沿着颈部后外侧向上单侧放射至乳突。当疼痛剧烈时，这种疼痛还会延伸到头部，集中于太阳穴和眼眶的后部。它也可能放射至下颌角，即咬肌的区域。这种疼痛有时候也会放射至枕部，极少数情况下还可能放射至下臼齿。上斜方肌的TrPs所引起的疼痛是紧张型头痛的主要来源。上斜方肌的后界、与颈椎棘突相连的水平的肌纤维中也可存在TrPs。这部分肌肉中的TrPs的疼痛表现在颈椎后部，并且枕部有一种不正常的紧绷感，这种TrPs在机械性颈痛患者中非常常见。

（2）中斜方肌：中斜方肌的TrPs能引起肩胛骨内侧缘和C7～T3棘突之间的浅表烧灼痛。这种烧灼感不应与颈部源性疼痛混淆，因为颈部源性疼痛也引起该区域的疼痛。中斜方肌的TrPs也引起肩峰处的疼痛。这种疼痛与下斜方肌TrPs引起的疼痛模式相重叠。中斜方肌的TrPs还能使患者产生一种同侧手臂侧面皮肤"战栗"的自主感觉。

（3）下斜方肌：下斜方肌的TrPs虽然很常见，但作为颈部疼痛的一个来源常常被忽视。它们已经被证实可引起邻近乳突区的高位颈段椎旁的疼痛。该肌肉的TrPs也可以引起肩峰和肩胛上区的疼痛。靠近肩胛骨附着处的下斜方肌中的TrPs可以导致沿肩胛骨内侧缘的灼痛。这种烧灼感不应与颈部源性疼痛混淆，因为后者也可导致同一区域的疼痛。

2. 症状

（1）上斜方肌：斜方肌中有TrPs的患者的头部、颈椎或背部会出现疼痛，这取决于具体受影响的斜方肌的某一部分。含有TrPs的上斜方肌可能导致紧张型头痛、偏头痛或颈部疼痛。在患有慢性颈部和头部疼痛的患者中，其疼痛模式可能是来自多个颈部肌肉和咀嚼肌引起的复合疼痛。上斜方肌中存在TrPs的患者会出现颈部运动度受限，或运动时疼痛，但这通常发生在头部和颈部几乎完全旋转到对侧的主动活动中，因为此时上斜方肌处于短缩的状态。而最受限制的活动常常是头部和颈部远离受累上斜方肌的侧弯运动。如果斜方肌与包括肩胛提肌或颈夹肌在内的其他肌肉均存在 TrPs，患者可能会出现急性"颈部僵硬"。这种疼痛将限制头部向同侧旋转，因为这会拉伸上斜方肌。随着上斜方肌 TrPs 的长期激活，将出现枕大神经的压迫，此时患者除了头痛之外，还出现同侧枕区头皮麻木、刺痛和灼痛（"枕神经痛"）。有趣的是，上斜方肌的 TrPs 引起的疼痛类似于枕大神经受压的疼痛模式，因此仔细检查肌肉和神经是有重要意义的。有神经受压的患者通常更喜欢冷而不是热。当 TrPs 活动使得其穿透的肌肉（头半棘肌或上斜方肌）产生紧绷的肌纤维条索时，将出现明显的枕大神经受压的症状。

（2）中斜方肌：中斜方肌存在 TrPs 的患者会出现严重的肩胛间区的疼痛。类似的症状也可能由颈椎或上胸椎引起，应当予以排除。因此，除了检查中斜方肌是否存在 TrPs 之外，临床医师还应当检查颈椎/胸椎关节。上斜方肌的 TrPs 还会引起肩峰处的疼痛和压痛。患者会表述为他们无法忍受肩膀上袋子的压迫或穿厚外套后出现不适。该处的 TrPs 也能使患者产生一种自主反应，就像指甲在黑板上刮来刮去时会出现的"脊椎上下颤抖"的感觉。

（3）下斜方肌：该肌肉中的 TrPs 可导致颈部、肩胛上、肩胛间区或肩峰疼痛，几乎不会限制活动。下斜方肌中的 TrPs 常常会诱发上背部和颈部肌肉中的相关 TrPs。下斜方肌常常被遗忘为上颈部疼痛的一种来源，若不治疗该肌肉中的 TrPs，可能治疗结果会不太理想。临床医师对于有圆肩、胸部后凸畸形的颈部疼痛的患者应考虑到下斜方肌中存在 TrPs，因为此时的下斜方肌处于拉伸状态。

（三）触发点的定位

手法检查 TrPs 需要足够的手法技能、培训和临床实践，以提高定位时的可靠性。为了确定 TrPs 最有价值的诊断标准，格温（Gerwin）等与4位经验丰富的医生一起测试了其可靠性，并明确了5对肌肉中 TrPs 的5个特征（其中一块是上斜方肌）。在这种肌肉中，有4个标准是高度可靠的：有压痛点的存在，可触及条索带，牵涉痛的存在，以及患者典型症状的再现（90% ～ 100% 的符合度）。手法触诊发现肌肉局部存在抽搐反应是不可靠的。然而，当局部出现抽搐反应时，这是一个强有力的证明，而且在针刺 TrPs 治疗时尤其具有价值。最近的一项研究发现，在上斜方肌的 TrPs 诊断中，有中度到高度的内部可靠性（ICC：0.62 ～ 0.81），一致性限制在 26 mm 左右。目前还没有关于中下斜方肌的可靠性研究。

1. 上斜方肌：虽然临床医师在检查上斜方肌时不需要考虑 TrPs 的确切位置，但一项最近的尸体研究表明，受副神经脊髓根支配的肌肉可能更容易发生 TrPs。对上斜方肌前端最垂直的肌纤维进行临床检查时，患者应采取仰卧位或俯卧位。仰卧位相对更好，因为此时上斜方肌更为放松。当患者耳朵稍微朝向同侧肩膀时，上斜方肌可以得到适度的放松。检查者采用钳夹法可将上斜方肌的整个边缘抬离冈上肌和肺尖。然后，将拇指与其余4指配合，牢固地滚动肌肉来触诊条索。用这种快速的交叉钳夹式的触诊方法，可以较容易地引发局部肌肉的抽搐反应。事实上，临床医生可以更容易地发现肌肉的局部抽搐反应。在识别出条索带后，应寻找能够引起头颈部局部疼痛和牵涉痛的部位。在临床检查上斜方肌后方水平肌纤维时，患者应采取俯卧。识别其 TrPs 同样采用类似上述方法，当肌肉组织较硬时，需要采用推按的手法。

2. 中斜方肌：检查中斜方肌采用俯卧位，或者患者可以采用坐位，同时双臂交叉置于胸前以外展肩胛骨，并弯曲胸椎。交叉推按并滚动肌肉来明确条索带和肋骨。较硬的条索常表现出明显的局部抽搐反应。检查中斜方肌首选俯卧位，因为此时中斜方肌更加放松。有研究表明，坐姿和俯卧位会影响肌肉的硬度。俯卧位时，检查者可以通过交叉钳夹法或类似于坐姿时采用的交叉推按进行触诊。触诊的方式在一定程度上取决于所需评估的肌肉的部位以及患者的肌肉厚度。中斜方肌存在3个常见TrPs的区域。有尸体研究表明，这些区域与副神经脊髓根的肌肉支配区相同。第一个区域位于肩胛提肌肩胛骨附着处内侧约1 cm处，第二个区域位于中斜方肌的外侧附着区，触诊该部位需要采用交叉推按。第三个区域位于中斜方肌的中段，可通过交叉推按或钳夹式触诊。

3. 下斜方肌：患者采取俯卧位易于检查下斜方肌，或者患者可以采取坐位，同时双臂交叉放于体前。根据西蒙斯等的研究，上述位置可使组织松弛，防止检查者交叉推按时忽略含有TrPs的条索带。触诊该肌肉时首选采取俯卧位，因为此状态下，肌肉更加放松，检查者可以采用交叉钳夹法或交叉推按触诊。但不论患者采用何种姿势，检查者都应检查整块肌肉。下斜方肌中有2个常见的TrPs区域。这些区域也与副神经脊髓根支配肌肉的位置相同。第一个区域靠近下斜方肌穿过肩胛骨内侧缘的位置，有时位于肩胛骨下角或以下。第二个区域是靠近下斜方肌止于三角肌结节的肌腹肌腱移行处，此处可扪及较厚的条索带。

（四）超声定位

探头横轴位（图2-3-6）。

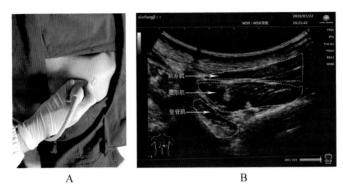

A   B

图2-3-6　超声引导下斜方肌、大菱形肌、竖脊肌触发点治疗探头摆放示意图（A、B）

四　肩胛提肌

（一）解剖学基础

肩胛提肌位于颈后三角的底部（图2-3-7）。近端纤维起源于C1～C4的后结节。它从下方和后外侧下降，远端纤维从肩胛骨的上角连接到肩胛骨内侧边缘到肩胛骨脊柱。在肩胛提肌中很

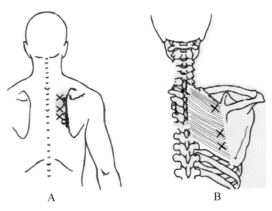

A   B

图2-3-7　肩胛提肌（A、B）

少发现的细微差别之一是，随着肌肉从其起源向插入位置的走行，纤维方向的微妙向后扭曲。肩胛提肌的解剖变异相对罕见。肌肉组织见可能存在囊性结构，这是该区域潜在的疼痛和压痛源。

1. 神经支配：肩胛提肌的神经支配有2个来源。第一个是来自C3和C4脊神经的分支。另一个是来自臂丛的通过肩胛背神经。肩胛提肌的神经支配具有一致的神经通路。从C3到C4，平均1.92个来自颈丛的分支一直深入到椎前筋膜。然后这些分支从胸锁乳突肌的后缘下方出现，向颅尾方向走行，进入颈后三角并支配肩胛提肌。

2. 功能：肩胛提肌抬高肩胛骨并协助肩胛骨向下旋转。同时参与肩胛骨收缩，同侧旋转和颈椎侧弯以及头部的姿势定位。它几乎总是与其他肌肉协同作用以影响肩胛骨的活动性。最近的一项研究发现，在多向扰动期间，肩胛提肌对头部和颈部的稳定作用有限。在肩胛骨稳定情况下，肩胛提肌对颈椎同侧屈曲和旋转作用较小，在保持头部位置方面有更大的作用，因为它在抵抗同侧屈曲时变得活跃。弗拉迪米尔·扬达（Vladimir Janda）描述了上交叉综合征（upper cross syndrome，UCS），其中患者呈现经典的前头和圆肩姿势。在这种综合征中，肩胛提肌的反应紧密且容易的，因为它是"姿势肌肉"。随着UCS的长期存在，肌肉张力增加可能会增加肌肉内TrPs发展的可能性，并可能导致1/4的功能障碍。

（二）临床表现

1. 牵涉痛模式：触发点可以在肌肉的任何部分中找到，尽管它们经常出现在肌肉的中部或靠近肩胛骨的插入处。两个区域均可累及颈部指向肩胛骨椎骨边缘的溢出区域和后侧肩部。如果TrPs是活跃的，他们甚至可以在休息时出现剧烈疼痛。在临床实践中，肌肉近半部常有与头痛和颈部疼痛相关的TrPs。在肩胛提肌远端TrPs的牵涉痛经常累及肩胛后部，通常在肩胛骨内侧但不穿过中线。按压压痛点会再现或加重典型疼痛症状。研究发现，按压压痛点会使73%的患者颈椎疼痛。TrPs触诊引起50%的肩部疼痛，以及23%上肢疼痛。除了疼痛，当涉及肩胛提肌时，由于运动疼痛，它总是限制颈部旋转。触发点可导致颈痛或肩痛，肩胛提肌是最常见的肩胛带肌肉之一。研究发现肩胛提肌中的TrPs频率仅次于上斜方肌。白领和蓝领工人的肩胛提肌中的TrPs是第3位最常见的，是非特异性颈部疼痛患者中第2位。

2. 症状：肩胛提肌中具有TrPs的患者可出现颅、颈和/或肩胛区域中的症状，这取决于TrPs的位置和严重程度。仅肩胛提肌严重受累时，患者会描述颈部角度疼痛或颈部僵硬。颈部综合征或斜颈综合征的诊断强调了运动范围的限制，因为肩胛提肌中张力是颈部僵硬的常见原因。肩胛提肌中的TrPs患者无法完全转动头部由于肌肉紧张的疼痛增加，由于收缩疼痛而不能完全到另一侧而在同一侧。他们可能会将整个身体转向后面。机械性颈部疼痛和肩胛提肌TrPs的患者会出现颈痛和活动受限。还会出现"深部"肩胛疼痛，在肌肉插入附近触诊TrPs。在肩胛提肌TrPs失活后，90%的患者症状缓解。

（三）触发点的定位

肩胛提肌的检查可以在症状侧向上，侧卧位、坐位、仰卧位或俯卧位进行。然而，侧卧或俯卧位通常更有利于识别TrPs，因为此时头部和颈部更松弛，使识别更容易。肩胛提肌通常在两个位置形成TrPs：颈部中央区域，肌肉从上斜方肌的前边缘下方出现；更容易识别的第二区域为靠近肌肉附着于肩胛骨的上角。

当患者舒适地坐在椅子中，或者最好让患者躺在未受累侧时，可以触诊到颈部肩胛提肌中的触发点。当患者坐位时，使用折叠的毛巾支撑扶手上的肘部，使肩胛提肌和上斜方肌稍微松弛。支撑患者的手臂可以使临床医生的手指将上斜方肌向后推到足够远，以露出并跨过肩胛提肌。一旦确定，就使用横向平触诊来识别该部分肌肉中的TrPs。成功的触诊取决于充分松弛上斜方肌，足以到达肩胛提肌肌腹内的TrPs，而不会使整个肌肉紧张，以至于绷紧带和相邻的未受累肌肉组织之间的差异变得模糊。为了使TrPs更接近肩胛骨处的附着处，患者可以坐位或最好躺在相对侧。在肩胛骨上角以上用横向平触诊来触诊肌肉。钳形触诊也可用于躺在患侧的患者。该区域的TrPs压痛敏感；然而，斜方肌所覆盖的这个区域不容易引起局部抽搐反应和牵涉痛。附着区域经常感觉到硬结和压痛，并且当它们横跨它时可以在手指之间来回摇动。当附着处受力一段时间后，该区域可能会感觉到沙砾（如砾石）或类似瘢痕组织。

（四）超声定位

探头横轴位（图2-3-8）。

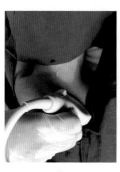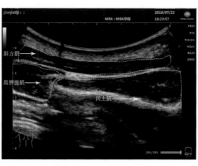

A   B

图2-3-8　超声引导下肩胛提肌、斜方肌触发点治疗探头摆放示意图（A、B）

第四节　头颈部主动拉伸

一　头颈部前屈障碍

（一）枕颈部前屈障碍

1. 起始位置：背靠椅子上坐稳；双手交叉紧握放在颈部，肘部指向前方（图2-4-1）。

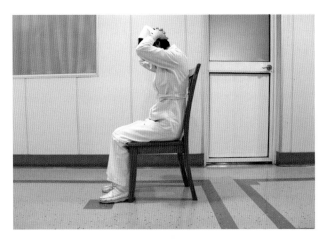

图2-4-1　枕颈部前屈障碍拉伸示意图

2. 拉伸：头往下注视；头和颈部向前屈曲，感到颈后部、背部到头后部肌肉被拉紧。向上抬头；头部对抗手的力量；保持5 s。放松；向下注视并屈颈部和头部至极限。双手跟随，但不要向前拉动头部。重复此动作直到感觉不能再进一步拉伸，并且使感到肌肉紧张为止，保持这种最后的拉伸15 s到1 min，或更长一些。

（二）头部和颈椎前屈障碍

1. 起始位置：背靠在椅上坐稳。右手放在头的后，前臂放在头上部，肘部指向前方（图2-4-2）。

2. 拉伸：低头，回收下巴，并且头慢慢屈曲像点头，使颈上面感到拉伸。抬头，头部对抗左手的力量；保持5 s。放松，低头，下巴回收，头部向前屈至极限。重复此动作直到感觉不能再进一步拉伸，并且感到肌肉紧张为止，保持这种最后的拉伸15 s到1 min，或更长一些。

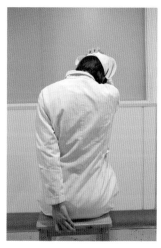

图2-4-2 头部和颈椎前屈障碍拉伸示意图

二 头颈部旋转屈曲障碍

以头部和颈部向右侧旋转的同时，向右前屈曲为例。

1. 起始位置：背靠在椅子上坐稳，右手放在头后面，在头骨下面（图2-4-3）。

2. 拉伸：向右下肩方向低头，头颈部向前向下屈曲，颈背部和左头侧区会感到拉伸。向左上侧抬头对抗左手掌和前臂的力量；保持5 s。放松；向右向下低头，头颈部向右前下屈曲至极限。重复此动作直到感觉不能再进一步拉伸，并且感到肌肉紧张为止，保持这种最后的拉伸15 s到1 min，或更长一些。

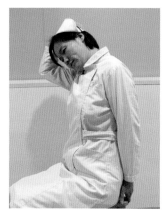
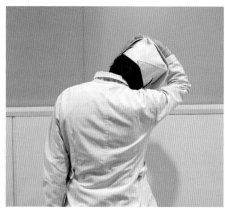

A   B

图2-4-3 头颈部旋转屈曲障碍示意图（A、B）

三 头颈部后伸障碍

1. 起始位置：背靠在椅
子上坐稳，双手托住下巴，
手指向上沿着面颊到耳朵
（图2-4-4）。

2. 拉伸：向后上抬头；
头颈向后屈曲，使颈前部会
感到被拉伸。低头，用下巴
对抗手掌的力量；重复此
动作直到感觉不能再进一步
拉伸，并且感到肌肉紧张为
止，保持这种最后的拉伸
15 s到1 min或更长一些。

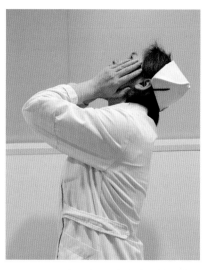

图2-4-4 头颈部后伸障碍拉伸示意图

第三章

胸 肩 部

第一节 胸 背

（一）解剖学基础

小菱形肌是一块圆柱状的肌肉，起于项韧带下部及C7和T1的棘突，止于肩胛冈内侧端平滑的三角平面的底。小菱形肌位于斜方肌的深面，肩胛提肌的内下方，还有一些小菱形肌也可附着于C4～C6的项韧带。大菱形肌是一块菱形扁肌，起于T2～T5的棘突和棘上韧带，肌纤维向外下止于肩胛冈根部与肩胛骨下角间的肩胛骨内侧缘。

1. 神经支配：大小菱形肌由肩胛背神经的一个分支支配，这条神经起源于C4～C5神经根，通过臂丛神经上干成为肩胛背神经。该神经也可起源于C6神经根，经上后锯肌、后斜角肌和肩胛提肌之间的肩胛骨内侧缘穿中斜角肌支配菱形肌。肩胛背神经也支配肩胛提肌。

2. 功能：菱形肌可以内收和上提肩胛骨。大菱形肌附着在肩胛骨的脊柱缘，可以牵拉肩胛骨移向内上方。大小菱形肌通过将肩胛骨稳定在回缩的位置来帮助肩膀的外展、内收、屈曲、伸展以及肩胛骨的活动。大菱形肌和小菱形肌在功能上没有区别。由于两块肌肉在肩胛骨上的附着点不同，大菱形肌的旋转作用可能比小菱形肌大得多。然而，由于大多数研究菱形肌的肌电图（electromyography，EMG）仅针对大菱形肌，因此很难对每块肌肉的功能做出明确的说明。在行走时，大小菱形肌在手臂的前后摆动中都发挥重要作用，其作用可能是为了稳定肩胛骨。虽然当附着在肩胛骨的菱形肌受损时，肱骨内收和外展的力量减少，但是斜方肌或前锯肌受损时，其对上肢功能的影响更大。

（二）临床表现

1. 牵涉痛模式：菱形肌的触发点通常引起肩胛骨脊柱缘及椎旁肌肉的牵涉痛（图3-1-1）。肩胛间的疼痛可以向侧方和上方投射到冈上肌和患侧肩胛骨的脊柱缘上。向正常菱形肌注射高渗盐水，可引起肩胛骨内侧缘疼痛，以及疼痛可向上和向外侧延伸至肩峰。疼痛的模式有点类似于肩胛提肌或斜角肌引起的疼

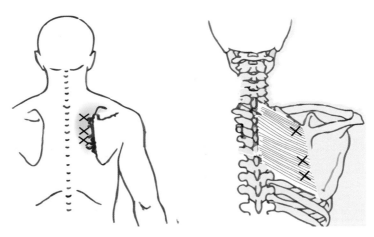

图3-1-1　菱形肌触发点示意图

痛，但不会引起颈部的疼痛，也不会影响颈部旋转或侧弯。部分疼痛模式也类似于冈上肌、冈下肌、中斜方肌、背阔肌和后上锯肌的疼痛模式，但这些肌肉引起的疼痛通常超出肩峰或向下延伸至上肢。延伸至手臂的疼痛不是菱形肌触发点的特征。

2. 症状：菱形肌有触发点的患者通常会报告肩胛骨和脊柱之间沿着肩胛骨内侧缘的浅表性疼痛，这种疼痛处于静止状态，不受正常运动的影响。患者可能报告说，他们试图按摩疼痛区域以缓解疼痛。通常情况下，患者会给周围的人说"帮我捶捶背"，或者患者会靠在墙角向疼痛区域施加压力。患者还可能报告说，在肩胛骨活动过程中，他们会有咯吱咯吱的感觉，这可能是由于菱形肌肉中的触发点造成的。如果患者反复施加过大的压力以减轻疼痛，那么疼痛区域的皮肤可能会出现瘀伤或色素沉着。

（三）触发点的定位

平滑式触诊是首选的方法，用于识别俯卧位患者大小菱形肌的紧绷带和触发点。患者在坐位时也可以触诊肌肉，手臂在矢状面上抬90°，或者将手臂扭在背后。可通过肌纤维走向，将菱形触发点与上覆的斜方肌区分。菱形肌肌纤维是斜向的，自脊柱向下外侧方向移行；而下斜方肌肌纤维向上外侧移行，中斜方肌肌纤维走向相对水平。

为了准确识别这些肌肉的边界，患者应该保持俯卧位或坐位，手臂扭在背后置于腰部，这个体位会抬高肩胛骨脊柱缘，然后，临床医生可以将手指深入肩胛骨内侧缘，当患者的手从背后抬起时，菱形肌肉剧烈收缩，将医生放于肩胛骨下的手指推出来。一旦菱形肌的位置被勾勒出来，可以用平滑式深触诊沿着菱形肌的肌纤维识别触发点。用平滑式触诊检查整个菱形肌的紧绷带，触发点可以在紧绷带的任何地方或在肌肉的任何地方。

（四）超声引导操作

见图3-1-2、图3-1-3。

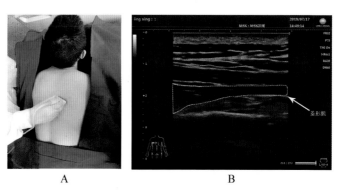

图3-1-2　超声引导下菱形肌触发点治疗探头摆放示意图（A、B）

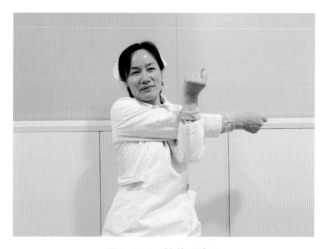

图3-1-3　拉伸示意图

（五）纠正措施

1. 起始位置：坐在椅子上，躯干轻微前倾，垫子放在左臀部和大腿处，阻止下背部向右侧的旋转，双脚分开脚底稳定的放在地板上。双手放在右大腿外侧抓紧座位边，或者右手抓住椅子下面，左手抓住右腿下面。

2. 拉伸

（1）注视右后下方。呼气。并向右旋上身的同时，向右前方屈，在胸背部周围感到拉伸（图3-1-3）。

（2）吸气，注视左侧，上肢对抗运动的同时，尝试伸背部；保持5 s。

（3）放松；注视右后下；呼气，右上肢向右旋的同时，右上肢垂下，在胳膊拉动帮助下，使躯干向右前侧屈曲达极限，或更多屈曲一点。

（4）重复此动作直到感觉不能再进一步拉伸，并且感到肌肉紧张为止，保持这种最后的拉伸15 s到1 min，或更长一些。

3. 备注

（1）保持紧握；向右后下方注视。

（2）呼气并且上身向右前侧屈曲向右旋转至极限。

（3）用胳膊阻止身体的运动，手掌对抗椅子或右腿。

（4）保持姿势几秒钟。

4. 常见错误：下背部没向前屈；左臀部从椅子上翘起导致下背部向右侧旋转；过多用力。

5. 注意：仅应该在上背部感觉到拉伸，下背部或其他部位不会感觉到。

6. 正常活动能力检测：应当可以转动肩部直至和骨盆成一

个直角。

二 上后锯肌

（一）解剖学基础

上后锯肌起源于正中线背筋膜、项韧带下段、C7～T2或T3的棘突及其各自的棘上韧带。上后锯肌的每条肌肉向外下侧倾斜分别止于至第2～5肋骨肋角的外侧面。肌齿的数目是可变的，甚至某些人不存在上后锯肌。上后锯肌的肌纤维约以45°向外下方方向移行，位于菱形肌肌纤维深面，与菱形肌肌纤维走向平行，上后锯肌的深面为胸最长肌和髂肋肌。

1. 神经支配：上后锯肌受第2～5肋间神经支配。

2. 功能：根据上后锯肌肌纤维的走向，人们认为该肌可以上提它所附着的肋骨，从而扩张胸部和辅助吸气；然而，目前尚无肌电图研究证实这一假设。如果我们认为上后锯肌的功能是吸气肌，那么膈肌、肋间肌、肋上提肌和斜角肌将起协同作用。在这种情况下，呼气肌被认为是它的拮抗肌。

（二）临床表现

1. 引发的牵涉痛模式：上后锯肌的常见的牵涉痛是上肩胛骨的深部疼痛（图3-1-4）。这种疼痛的感觉比由中斜方肌产生的类似的上背部疼痛更深，通常在三角肌的后缘和肱三头肌的长头上感受到疼痛。疼痛通常覆盖整个肱三头肌区域，主要在尺骨鹰嘴，偶尔包括前臂和手的尺侧，以及整个小指，胸壁前部有时会疼痛。此外，上后锯肌的触发点尚可引起手部的麻木。位于肩胛骨下的上后锯肌中的触发点是最难治的，当肩胛骨压迫肌肉

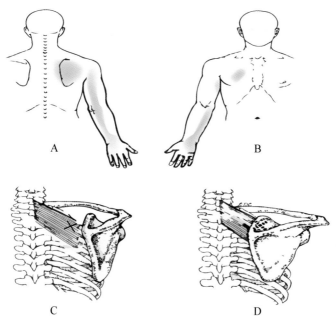

图3-1-4　上后锯肌触发点示意图（A～D）

附着的肋骨时，就会出现这个问题。在58例肩部疼痛的患者中，与上后锯肌病变有关的病例数占98%，上后锯肌病变是疼痛唯一的病因例数占10%。

2. 症状：患者可能在休息或日常活动时肩胛骨深部有持续性的疼痛。在没有负重的情况下，疼痛强度几乎没有变化。然而，当伸手举物或其他活动使肩胛骨压迫肌肉中的触发点时，如侧躺，可能会增加疼痛。当让患者指明自己疼痛的部位时，患者通常用健侧手臂伸向后背，但由于肩胛骨的覆盖，无法准确指明疼痛部位。

一个被诊断患有肩肋综合征的43岁女性，其临床表现为上肩胛区域的持续性疼痛，疼痛放射到邻近的颈部，肩后部、前臂的尺侧及小指，麦卡锡（McCarthy）等人发现上后锯肌中的触发点与这一系列症状相关。

（三）触发点的定位

患者坐位，身体微微前倾，手臂悬垂于待检查侧，或将患侧手置于对侧腋窝，充分外展肩胛骨。肩胛骨必须外展并向外侧牵拉以显露肩胛骨下的上后锯肌。透过斜方肌和菱形肌触诊深部上后锯肌。平滑式触诊可刺激斜方肌肌纤维中的TrPs引起局部抽搐反应，还可以通过浅层肌纤维的走向来识别具体肌肉。然而，在较深的菱形肌和上后锯肌纤维中，局部抽搐反应不容易被察觉，但可以被摸到。

当触诊肋骨时，上后锯肌的触发点被认为是一个深压痛点。由于表面有两块肌肉覆盖，肌肉中的紧绷带不太可能被触及。当手按压上后锯肌潜伏的TrPs导致患者产生熟悉的痛觉时，患者确信该触发点与他们所经历的疼痛之间有关系。

（四）超声引导操作

见图3-1-5。

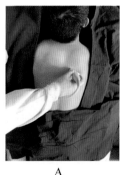 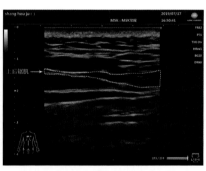

A   B

图3-1-5 超声引导下上后锯肌触发点治疗探头摆放示意图（A、B）

（五）纠正措施

同竖脊肌。

三 背阔肌

（一）解剖学基础

背阔肌起于下六节胸椎和所有腰椎的棘突，经腰腱膜附着于骶骨，并附着于髂嵴后部，向前附着于第十～第十二肋骨，向上，背阔肌绕过大圆肌下缘，止于肱骨小结节嵴。肌纤维起于躯干呈扇形向两肩移行，上部肌纤维的走向几乎是水平向外的，中部肌纤维向外下方移行，下部肌纤维几乎垂直向下移行。上部肌纤维越过肩胛骨下角，有时与之相连，在一项对100具尸体的研究中，普利亚特（Pouliart）和盖奇（Gagey）发现43%的肌肉附着于肩胛骨，在一些尸体身上，他们观察到一小束肌肉通一个滑囊与肩胛骨相连。在肩胛区域，背阔肌在大圆肌的下缘弯曲，形成腋后襞。附着于肋骨和髂嵴走向几乎垂直的背阔肌纤维附着于肱骨较近端。这个区域的肌肉纤维相互缠绕，上方最为水平的背阔肌纤维构成腋后襞的游离缘，并附着于肱骨较远端。

1. 神经支配：背阔肌是由来自臂丛的后束的胸背神经支配的，该神经起源于C6、C7和C8颈神经的前支。来自肩胛下神经和肩胛上神经之间后束的胸背神经分支，伴随着肩胛下动脉沿着腋窝后襞，支配背阔肌。

2. 功能：背阔肌通过筋膜连接脊柱、肋骨、骨盆、肩胛骨和肱骨，对于维持身体运动和稳定至关重要。其主要功能维持上肢和躯干的运动和平衡，它还在维持腰椎伸展，躯干和骨盆稳定性以及呼吸方面起作用。背阔肌能够伸展、内收、内旋肱骨，通过对肌肉束的解剖分析，博格杜克（Bogduk）和约翰松（Johnson）等人得出结论，背阔肌的主要活动是运动上肢和抬起躯干，如在轮椅上转动。

（二）临床表现

1. 引发的牵涉痛模式：引起胸背正中部肌筋膜源性疼痛的原因中，背阔肌经常被忽视。背阔肌触发点通常位于腋窝后皱襞（图3-1-6）。疼痛可能放射到肩胛下角和同侧胸正中部区域，也

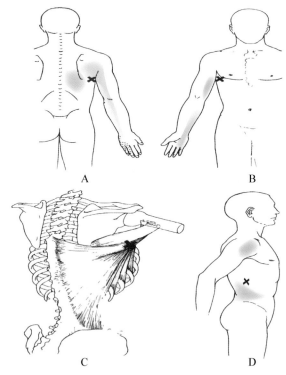

图3-1-6　背阔肌触发点示意图（A～D）

可以放射到肩膀的后侧面，向下延伸到上臂、前臂和手尺侧的第四、第五指。触发点也可能出现在下位肋骨区域侧面的肌肉，该区域触发点引起的疼痛可放射到肩部和同侧髂骨上方，胸腰椎区域触发点引发的牵涉痛会放射到腋窝后皱襞的下侧。在一项研究中，注射7.5%的盐水来确定牵涉痛的模式，在腋窝区域邻近大圆肌的垂直走向的肌纤维中注射盐水，最常见的牵涉性痛是背侧肩胛区域的疼痛，向水平走向的肌纤维注射盐水，最常见的疼痛部位是上肢。

2. 症状：患有背阔肌触发点的患者通常在休息时触发点被激活引起疼痛时才来就诊，此外，患者往往无法识别到底是何种活动加重他们的疼痛。在经历各项检查后，如支气管镜检查或CT，都无法得出明确的诊断，针对后背疼痛的治疗都集中在症状的缓解上，对于根本病因无法进行有效的治疗。背阔肌有触发点的患者可能会出现肩胛下角及胸正中部周围区域的持续疼痛。当要求患者指出疼痛区域时，患者往往以肩胛下角的中心画一个圆。此外，背阔肌触发点引起的疼痛也可以出现颈椎神经根性疼痛的表现，其症状表现为手臂后部和/或内侧到手指的疼痛，这一区域经常出现麻木和刺痛的感觉，背阔肌触发点引起的疼痛可能是由于肩胛带下拉运动造成的，肩带下拉运动增大了肌肉的负荷，身体过伸运动也会加重疼痛，比如从高架上拿东西。

（三）触发点的定位

临床检查可采用仰卧位、俯卧位或侧卧位。侧卧位是首选，因为可以检查整个肌肉，而且临床医生在检查时可以看到患者的面部表情。检查左侧背阔肌时，应取右侧位，抬高左臂置于枕头上。临床医生可以根据需要提示患者调整躯干屈曲和伸展。背侧和尾侧肌纤维的触发点可以用平滑式触诊。临床医生应辨别肌纤维方向，以确保触诊的准确性。最外侧的肌纤维连接到髂嵴，是垂直走向的。从胸段以50°～60°向矢状面走行的肌纤维，走行方向逐渐从倾斜向水平发展。钳捏式触诊也可用于腋窝区域或外侧躯干，以识别肌肉中的触发点。

（四）超声引导操作

见图3-1-7。

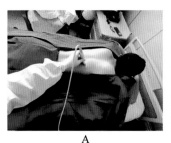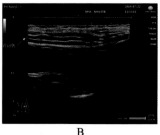

图3-1-7 超声引导下背阔肌触发点治疗示意图（A、B）

（五）纠正措施

1. 起始的位置：面对墙站立，一脚在前，颈部向前倾斜，下巴向下收，肩部分开，双手掌心对墙，手指尽量向上和向外伸开，手臂伸直，上身向前倾斜，背部下方向后运动，下腹内收（图3-1-8）。

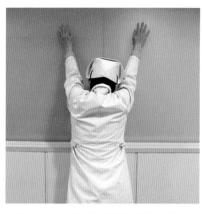

图3-1-8 起始位置和拉伸示意图

2. 拉伸：朝墙的方向移动胸部和肩膀，会感到肩部向外拉伸。手臂压住墙壁然后向下移动保持5 s后，放松。注意尽可能地使胸部和肩膀接近墙。

第二节　胸　前

一　胸大肌

（一）解剖学基础

胸大肌是一种多羽扇形肌肉，通常有4个部分起源，具有复杂的形态结构。胸大肌最上面的分支——锁骨部，起源于锁骨内侧1/2部分。胸骨部由6～7块肌肉组成，还有研究人员发现部分人群只有2块。无论块数多少，构成胸骨部的肌纤维均起源于胸骨柄、胸骨，肋骨部纤维起源于第2～6肋软骨或第7肋软骨，腹部纤维附着于腹外斜肌腱膜（腹头）。锁骨和胸骨部形成双层扁平肌腱，约5 cm宽，向外侧延伸止于肱骨结节间沟外侧唇和肩胛盂关节囊。肌腱包括较厚的前腱膜和后腱膜。前腱膜由整个锁骨头、胸骨柄和胸骨头的上段的肌纤维组成。胸骨头最下段和腹外斜肌腱膜（腹头）的肌纤维形成后腱膜。

1. 神经支配：胸大肌由胸内侧和外侧神经支配。胸外侧神经起源于C5～C7脊神经，该神经分支来自臂丛的外侧束，支配胸大肌的锁骨部和胸骨部。胸内侧神经起源于C8～T1脊神经，来自臂丛的内侧束，支配胸大肌尾侧1/3、肋骨部和腹部，这条神经可以绕过胸小肌的外侧边界，但更常见的时穿过胸小肌，支配胸大肌。胸大肌肌纤维的神经支配从上往下依次为：锁骨部主要由C5～C6支配；胸骨部主要受C7、C8、T1支配；肋骨部通常是由C7和C8在两条神经支配；肋骨部和腹部由C8和T1通过胸内侧神经支配。

2. 功能：胸大肌由于其特殊的解剖结构而具有多种功能，其功能取决于肩带和胸廓的位置。胸大肌影响3个关节：胸锁关节、肩锁关节和盂肱关节，它还可使肩胛骨在肩带活动期间在胸腔上运动。胸大肌作为一个整体，可使肱骨做水平内收，内旋运动，以及内收肩胛盂关节。由于受到背阔肌、大圆肌和前三角肌的影响，内旋比外旋更有力。所有肌纤维都参与上臂在盂肱关节的3种运动：① 内收运动；② 横跨胸部的运动；③ 旋内运动。所有纤维都辅助肩部强力前伸。但根据肌电图报告，内收时只有胸肋部纤维活跃，而旋内时，肌肉只在对抗阻力的情况下才活跃。锁骨部在上臂从体侧开始运动时辅助盂肱关节屈曲；将上臂向上拉动，从胸前横跨到对侧耳部；使上臂向内沿水平方向移动；使肩关节旋内。根据肌电图报告，在整个屈曲过程中，活跃的主要是锁骨部纤维，而胸骨部纤维起某些辅助作用。胸骨部、肋骨部和腹部纤维使上臂伸展（即从抬高的位置下降），但不过度伸展（至身后），使上臂和肩下降。如果未得到辅助，胸大肌不能使上臂从胸前伸到对侧远及耳部，只能触到对侧胸部；而前三角肌不需辅助即可完成上述运动。

（二）临床表现

1. 引发的牵涉痛模式：虽然胸大肌的任何部位都可能存在触发点（图3-2-1），但疼痛不越过中线只存在与身体单侧，将胸大肌划分为5个区域，每个区域都有独特的牵涉痛模式。位于锁骨部的触发点引起的牵涉痛常引起前三角肌和胸大肌锁骨部的

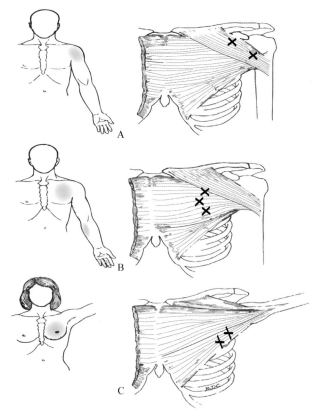

图3-2-1　胸大肌触发点示意图

局部疼痛。胸大肌胸骨部内的触发点会引起前胸疼痛，沿着上臂内侧向内侧髁方向延伸。疼痛也可放射到前臂掌侧和手部尺侧，包括尺侧2根或2根半手指。对于胸大肌的肋部和腹部中的触发点，肌肉边缘的触发点可引起乳头及乳房的牵涉痛，从而使乳头因过度敏感而不能承受衣服的压力。与躯体内脏性心律失常相关的触发点可能位于右侧第五、第六肋骨之间，通常位于胸骨边缘与乳头之间中垂线和第五肋骨下缘相交处的下方，该触发点与心律失常有关，但常常不会产生任何疼痛症状。肋骨上或相邻肋骨之间可能有与心律失常无关的压痛点。

重要的是，临床医生要注意，左胸大肌内的TrPs引起的疼痛可能与心脏缺血引起的疼痛症状类似。此外，心肌梗死后（内脏-躯体激活），胸大肌中可产生触发点。

2. 症状：当患者报告胸部，前肩，上臂内侧，肘内侧，手的内侧以及第四指和第五指疼痛时，应考虑疼痛是由胸大肌触发点引起。有时患者报告疼痛和症状似乎是心源性的，但事实上，疼痛可能是由胸大肌中的触发点引起的。反之，胸大肌中的触发点可以被心脏疾病激活，即使心脏功能可能已经恢复，也会导致持续性胸痛。当患者报告肩关节前方出现原发性疼痛时，胸大肌和胸小肌、锁骨下肌、冈下肌、冈上肌、三角肌（前部、中部）、肱二头肌、喙肱和斜角肌是最可能引发疼痛的部位。研究者发现，与对照组相比，单侧肩撞击综合征患者胸大肌中触发点的患病率高（66%）。此外，阿隆索-布兰科（Alonso-Blanco）等观察到胸大肌中活跃的触发点在女性纤维肌痛综合征患者中也非常普遍。

（三）触发点的定位

对于锁骨部和胸骨部肌肉中的触发点，可由平滑式触诊到。胸骨和肋骨部的触发点也可用平滑式触诊到。通过将肩关节外展60°～90°，使肌肉适度地紧张，以最大限度地在一个紧绷带中发现压痛点。因为胸大肌是一种浅表肌，所以很容易发现压痛点，但局部抽搐反应可能会也可能不会引起。胸大肌外侧部分是比较容易通过平滑式触诊识别紧绷带的肌肉之一。因为重力有助于乳房的移动，对于乳房较大的女性来说，可以利用侧卧位来触诊，以更好的检查胸大肌。

为了发现"心律失常"触发点，首先定位剑突的尖端，然后在剑突尖端的右侧，在胸骨边缘和乳头连线的垂直平分线上，检查第五和第六肋骨之间的肌肉中是否有一个压痛点，但该部位的压痛也可能是由肋间肌触发点引起的。

（四）超声引导操作

见图 3-2-2。

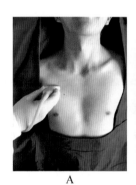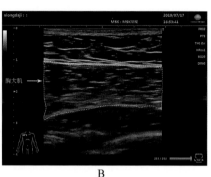

A　　　　　　　　　B

图 3-2-2　超声引导下胸大肌触发点治疗探头摆放示意图（A、B）

（五）纠正措施

1. 起始位置：上身向前倾斜使背的下方伸直，下巴微向后收，头部放松掌心向前，双臂上举，双手抓紧一无弹性的宽带，保持一定分开的距离，使双臂在头顶和背部上下移动，保持肘部伸直（图3-2-3）。

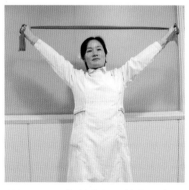

图 3-2-3　起始位置和拉伸示意图

2. 牵张（拉伸）：当手臂举到后上方，向后下画圈时，双手尽量靠拢躯干，感到胸部和肩部的肌肉被拉伸。臂伸直向外拉，不移动手的位置坚持5 s。然后放松，尽量使双臂向上和后方伸直达到极限，尽可能会超越一点极限。重复这些动作，直到感到不能再继续拉伸和肌肉感到紧张为止。最后，保持这个拉伸动作15 s到1 min，甚至是更长的时间。

二 胸小肌

（一）解剖学基础

胸小肌是1块薄的三角形肌肉，位于胸大肌的后方，胸腔上方。胸小肌向上附着于肩胛骨喙突的内侧缘和上缘，向下附着于第三肋骨、第四肋骨和第五肋骨靠近肋软骨处，偶尔也可附着到第一肋骨和第六肋骨。在15%的人群中，胸小肌的一小部分延伸超过喙突，附着到相邻肌肉的肌腱或肱骨大结节上。事实上，李（Lee）等人报道了胸小肌的异位止点发生率为13.4%。韦斯特巴尔（Weinstabl）等人在对126个肩部标本的研究中也发现胸小肌与肩胛肱韧带存在联系，这与最近研究是一致的。肩胛骨喙突的尖端也为喙肱肌的肌腱和肱二头肌的短头提供了一个附着的位置。这些肌腱止点被胸锁筋膜包裹。胸小肌的其他解剖变异包括胸最小肌和胸中间肌。胸最小肌连接着第一块肋骨和喙突，而胸中间肌可能比胸小肌更内侧地附着在第三、第四和第五肋软骨上，向上附着于喙肱肌和肱二头肌的胸锁筋膜上。这种排列使胸中间肌夹在胸大肌和胸小肌之间。约40%的胸小肌纤维为Ⅱ型，60岁后略有减少。在此年龄后，Ⅱ型肌纤维的体积明显减小。

1. 神经支配：胸小肌由胸内侧神经和胸外侧神经支配，胸外侧神经源自C5、C6和C7颈神经，伴随胸肩峰动脉分支走行，位于胸小肌前方。胸内侧神经起源于内侧束，神经纤维来源于C8和T1神经根，它支配并穿过胸小肌，以支配胸大肌的胸骨头。梅塔（Mehta）等人描述了一例罕见的胸小肌神经支配病例，胸小肌被胸内侧神经的多个分支广泛贯穿，但无胸外侧神经的支配。波尔齐奥纳托（Porzionato）等人证明49.3%的胸内侧神经起源于内侧束，43.8%起源于下干前股，4.7%起源于下主干，臂丛的远端部分在胸小肌与喙突相连处支配胸小肌，这可能解释了胸小肌在胸廓出口综合征中的潜在作用。

2. 功能：胸小肌是既可以启动又可以控制肩胛骨运动的5块肌肉中的一块。胸小肌与前锯肌协同作用使肩胛骨前伸，如果胸小肌单独收缩，它会做一系列动作，包括肩胛骨前倾、前伸和向下旋转。由于当胸小肌收缩时，向内的分力被锁骨所阻碍，此时肩胛骨会有一个相应的抬高，产生一个合力将肩胛窝向前下（前倾）拉动，同时，这个力将肩胛骨的内侧缘和下角向远离肋骨的方向提升（翼状肩胛）。胸大肌和背阔肌的肩膀下压功能由胸小肌辅助，胸小肌通过附着在喙突上直接下压肩胛骨。当手臂施加向下的力对抗阻力时，胸小肌下压肩膀使肩胛骨稳定。胸小肌能使肩胛骨在任何仰角力的作用下保持稳定，在挂拐行走、打桩和挖洞等活动中发挥重要作用。

（二）临床表现

1. 引发的牵涉痛模式：胸小肌触发点产生的牵涉痛区域主要在三角肌前部（图3-2-4）。疼痛可能向上延伸至锁骨下区域，有时覆盖同侧的整个胸肌区域。疼痛也可以沿上臂，肘部，前臂和手掌的尺侧分布，包括内侧3个手指。在胸大肌锁骨区触发点

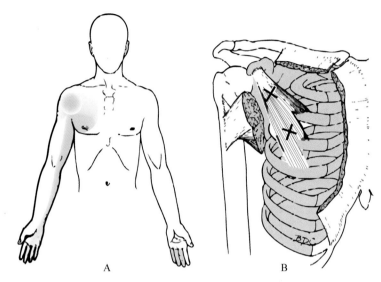

图 3-2-4　胸小肌触发点示意图

也有类似的牵涉痛模式。胸肌，特别是胸小肌的疼痛可以心肌缺血引发的疼痛极其相似。事实上，劳森（Lawson）等人曾描述过一病例报告胸小肌触发点是前胸痛患者的疼痛源，正确治疗胸肌触发点对减轻疼痛症状是有效的。

2. 症状：当患者手臂向上或向后伸展疼痛时，应将胸小肌的触发点视为潜在的发病原因。当患者的疼痛主要位于肩关节的前方时，胸大肌、胸小肌、锁骨下肌、冈下肌、冈上肌、三角肌（前束、中束）、肱二头肌、喙肱肌和斜角肌中的触发点都可能与疼痛有关。心源性疼痛的症状以及分布与胸小肌的牵涉痛模式非常相似。胸小肌收缩可能夹紧锁骨下腋神经血管束，引起明显的神经血管症状，这种情况被称为胸小肌综合征，可能导致受累上肢"疼痛、无力、感觉异常和动脉/静脉功能不全"。臂丛神经受压也会引起胸小肌收缩或紧张。胸廓出口综合征和胸小肌综合征患者的预后各不相同，这取决于患者开始接受物理治疗或手术干预前症状的持续时间。事实上，在一些神经源性胸廓出口综合征患者中，治疗胸小肌是非常有效的，从而支持了这部分肌肉在胸廓出口综合征中的作用。当患者出现手掌和手指肿胀时，这些症状与斜角肌中的触发点更为密切相关，因为腋静脉位于斜角肌下方而不在胸小肌下。

（三）触发点的定位

应首先检查胸大肌的是否有活化的触发点，这可能会干扰胸小肌中触发点的定位。如果临床医生不能确定胸大肌下的胸小肌的位置，可以通过触诊来定位，患者前伸肩部而使胸小肌紧张。为此，将患者仰卧，将肩膀从治疗床上抬起，同时放松上臂，小心地避免用手向下压治疗床。在坐位时，患者将手臂从侧面尽量靠近身体，并稍微向后，以抑制胸大肌，然后用力伸展肩部，以胸式呼吸的方式深吸一口气。这两种动作都可以激活胸小肌，从而可以识别它。无论是仰卧位还是坐位，均可通过胸大肌运用朝向胸壁的平滑式触诊，或钳捏式触诊定位胸小肌的触发点。无论采用哪种方法，为了使胸大肌放松，将患者的上臂置于身体前面，前臂放在腹部，此时将肩胛骨朝向军人立正时的位置内收，使胸小肌在适当程度的牵拉下。可以通过识别紧绷带肌纤维走向和局部抽搐反应来区分两种胸肌。仰卧位时，胸小肌通常可直接用钳捏式触诊。将手臂放在上述位置可以进一步放松胸大肌，如果需要更进一步放松，可在肩膀下面放一个毛巾卷。临床医生将拇指放在腋窝的顶端，然后将拇指在胸大肌下方的胸壁上滑动到身体正中线，直到拇指碰到胸小肌为止。此时拇指和其他手指采用钳捏式手法抓住胸小肌（及覆盖其上的胸大肌），将其从胸壁上分离。然后可以通过皮肤直接触诊胸小肌的肌纤维，识别紧绷肌带和压痛结节。可以通过将肩部向头侧上提，从而在不收紧胸大肌的情况下增加胸小肌触发点的敏感性。

（四）超声引导操作

见图3-2-5。

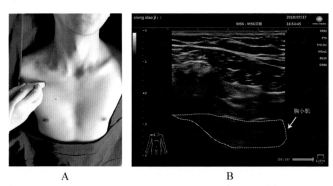

A   B

图3-2-5　超声引导下胸小肌触发点治疗探头摆放示意图（A、B）

（五）纠正措施

同胸大肌。

第三节　肩

一　冈上肌

（一）解剖学基础

冈上肌起源于肩胛骨冈上窝内侧2/3及冈上筋膜，肌束于肩峰下方汇合成一扁阔肌腱，越过肩胛骨上方并与关节囊融合，然后止于肱骨大结节的最上面。该肌肌腱后部扁平贴近附着面。冈上肌前部纤维斜行止于厚腱的前面，而更多后部纤维平行走行止于厚腱和扁平部。厚腱与肱骨横韧带及喙肱横韧带相邻，形成肩袖的顶部。肌腱深面在距关节囊下端1 cm左右处与关节囊融合。

1. 神经支配：冈上肌是由肩胛上神经支配的，该神经主要从C5～C6脊神经发出，经过臂丛神经的上干而来，一些人的肩胛上神经也可来自C4神经。肩胛上神经与锁骨平行，通过肩胛上切迹向冈上窝移行，支配冈上肌，它在通过冈盂切迹后突然改变走行方向，产生支配冈下肌的运动分支。

2. 功能：冈上肌与冈下肌、小圆肌、肩胛下肌组成肩袖，可以保持肩胛盂肱关节的稳定性。冈上肌在肩外展中起着关键作用。当上臂在冠状面外展时，激活冈上肌、中三角肌和中斜方肌，冈上肌在外展88°时达到最大主动收缩力（maximal volitional contraction，MVC）峰值，冈下肌在外展165°时达到MVC峰值，肩胛下肌在108°时达到MVC峰值，冈上肌似乎在外展运动的早期发挥更大作用。权（Kwon）等人研究了盂肱关节外展不同程度时冈上肌的横截面积，发现肩外展60°～90°时肌肉的横截面积最大，表明其在此范围内的活化程度最大，这一描述与其他研究人员的描述是一致的。冈上肌的活化与三角肌的活化有较强的相关性，而冈下肌和肩胛下肌的活化模式与轴索肌的活化模式有较强的相关性。威特（Witte）等人报道了类似的发现，然而他们的结论是冈上肌和三角肌可能以一种互补的方式促进肩胛盂肱部抬高；他们还发现，与三角肌相比，冈上肌在肩部抬高的多个方向上对负重增加的反应是高度可变的，三角肌随着负重的增加而持续增加活动。最近的研究结果并不支持历史上的观点，即当手臂在一侧时，冈上肌在开始外展时比三角肌更有效。

（二）临床表现

1. 引发的牵涉痛模式：冈上肌触发点引起的牵涉痛可以导致肩部疼痛，疼痛集中在三角肌中部，三角肌中部的压痛和疼痛很容易被误认为是三角肌下黏液囊炎。这种疼痛通常放射到上臂和前臂，有时集中在肘部外侧髁上（图3-3-1）。这种外侧髁的疼痛可以鉴别冈上肌触发点和冈下肌触发点，冈下肌触发点通常不会产生肘部的牵涉痛，有时冈上肌触发点引起的疼痛也可放射到腕部。向正常的冈上肌注射6%的高渗盐水，引起肩部（3名受试者）、上背部（2名受试者）和肘部（1名受试者）的牵涉性疼痛。

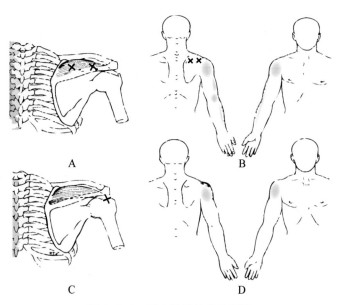

图3-3-1　冈上肌触发点示意图

2. 症状：在肩痛患者中，肩袖肌肉常常受累，而冈上肌是最常累及的肌肉之一。在38%的非特异性肩痛患者和65%的经医学诊断为肩撞击综合征的患者中，冈上肌中发现激活的触发点。冈上肌触发点患者常表现为肩部外侧三角肌区域的剧烈疼痛，疼痛可向远端扩散至外侧髁和前臂。这种疼痛通常可以在上臂抬高时强烈地感觉到，尤其是在运动开始时。患者在休息时可能会感到肩膀侧面的深度疼痛，类似于黏液囊炎的疼痛。疼痛通常会限制患者将手臂举过头顶，从而导致活动受限。当惯用手侧的冈上肌受到影响时，患者通常会抱怨伸手梳头、刷牙或刮胡子时会有困难。患者还抱怨在需要抬高手臂的运动中，如在网球比赛中发球，肩关节的活动度会受到限制。当触发点位于非惯用手侧时，患者可能不会察觉到这些动作中等程度的受限，因为惯用手通常会代替执行这些举手的动作。大森（Ohmori）等人发现，在接受肌肉非损伤开胸术的患者中，冈上肌和冈下肌中活跃的触发点与同侧上肢抬高时的肩部疼痛有关，因此为了最佳术后恢复，在评估手术后肩部肌肉时，使上臂保持特定体位是必要的。冈上肌触发点本身很少引起严重的、干扰睡眠的夜间疼痛，然而有些研究人员观察到肩部僵硬和夜间疼痛与冈上肌触发点有关。对于65岁以上报告夜间疼痛影响睡眠的患者，应检查肩袖撕裂。在某些情况下，如果冈上肌触发点高度易激惹，摆动手臂时激活冈上肌触发点，患者可能出现行走时肩部疼痛加重。对于复发性肘外侧疼痛或上髁痛的患者，也应检查冈上肌。当冈上肌触发点失活后，一些患者可能会报告肩关节周围的咔嚓声消失了。

（三）触发点的定位

患者坐位，或以健侧卧位躺在治疗床上，患侧手臂尽量靠近身体并放松。在触发点不活跃的情况下，最好将手臂放在受到牵拉的位置上。采用平滑式触诊，透过斜方肌触诊冈上肌。应触诊冈上窝内的全部肌肉，以识别所有触发点。触发点通常位于肩胛骨冈上窝，在斜方肌较厚部分的下面。因此，经由触诊所引发的冈上肌的局部抽搐反应是不准确的，也不总是通过针刺来感受得到。触诊引起的触痛通常发生在冈上窝的中部（有些纤维的中间部分经过这里，约为肌肉厚度的一半），但也可以发生在冈上窝的任何地方，因为冈上肌的肌纤维沿着此窝的内侧2/3都有附着。肩胛骨脊柱和锁骨之间的外侧区域存在点状压痛，就在肩峰的内侧，这很可能是肌肉肌腱交界处的肌腱附着点病变，继发于肌张力的增加，与冈上肌的过度使用有关。由针刺肌肉中触发点所引起的牵涉痛，其严重程度和范围远远超过深部触压患者而引起的疼痛，可能是因为触压的压力难以达到深部的肌肉。肌腱附着在肱骨头的区域，此处肌肉的肌腱与关节囊混合形成肩峰下的肌腱套的一部分，可以触诊到该处。这个疼痛的区域和哈格贝里（Hagberg）所描述的血液供应不良区域是相同的，该区域特别容易因持续性的或重复性的过度负荷而受到伤害。

（四）超声引导操作

见图3-3-2。

（五）纠正措施

1. 起始的位置：背对着椅子或桌子站立，足够长地伸直颈部，而且下颌向后微收，双脚保持和桌子有一脚或半个脚宽的距离，双手分开与肩同宽，抓握着椅子扶手或桌子，保持手臂伸直（图3-3-3）。

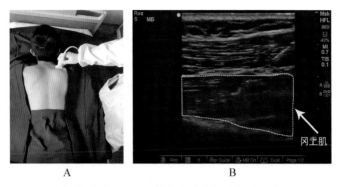

图3-3-2　超声引导下冈上肌触发点治疗探头摆放示意图（A、B）

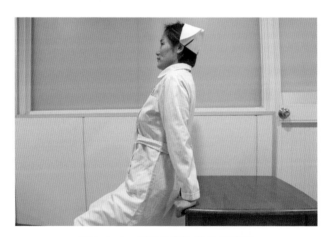

图3-3-3　起始位置和拉伸示意图

2. 拉伸：用手撑着身体并降低身体的高度，以致感到肩部和肩的上部被拉伸，使背部朝着支持物的方向向下移动。拉紧肩部的肌肉使身体有向上运动的趋势，保持5 s放松，在双肩的中央尽量降低身体的位置达到极限。或者可以稍微超过一点极限，重复上述动作直到感到不能再进行拉伸，和感到肌肉紧张为止；然后，保持最后拉伸的动作15 s到1 min，甚至更长时间。

二 冈下肌

（一）解剖学基础

冈下肌由冈下筋膜包裹，冈下筋膜是一层致密的结缔组织，覆盖着冈下窝并包裹着冈下肌。冈下肌起源于冈下窝内侧2/3段，以及斜方肌、菱形肌和前锯肌的筋膜，三角肌后束和冈下肌之间也有联系。冈下肌止于肱骨大结节的后侧面（中间关节面）。肌腱可与上方和后方的肩关节囊融合。研究人员利用尸体标本了解冈下肌的大体解剖结构，冈下肌分为上部、中部和下部，上部的肌纤维水平排列，中、下部的肌纤维从冈下窝内侧向上外侧移行，冈下肌肌腱更深层垂直走行的肌纤维从该区向前穿入冈上肌，穿过肩袖间隙，连接肩胛下肌，该束纤维被称为"索"，它为肩袖后上部和前部之间提供了机械连接。

1. 神经支配：冈下肌由肩胛上神经支配，肩胛上神经起源于由C5、C6神经前支形成的臂丛的上干，C5神经支配绝大部分肌肉。肩胛上神经通过颈后三角和肩胛上横韧带进入冈上窝，在冈上窝，神经为冈上肌提供神经支配，然后沿外侧通过冈盂切迹进入冈下窝。在冈下窝，初级、次级和三级分支为冈下肌提供神经支配。在超过60%的评估标本中，冈下肌的3个分区均由肩胛上神经的一级分支支配。肩胛上神经在经过肩胛横韧带和肩胛盂切迹时易受到卡压。

2. 功能：冈下肌、小圆肌、冈上肌和肩胛下肌分别止于肱骨大小结节，形成肩袖，共同保持肩关节活动时的稳定性。肩关节的活动是一项复杂的协调活动，当肱骨头与肩胛盂密切接触时，肩袖肌肉的力矩臂施加向下和向内定向力，抵抗三角肌的向上剪切力。冈下肌和其他3块肩袖肌肉的主要功能是在上肢运动时稳定肱骨头并使其位于盂窝的中心。冈下肌也可以发挥主动和被动作用防止肱骨头的后半脱位和前半脱位。冈下肌能够在当上臂处于任何位置时在肩盂肱关节处使上臂做出外旋的动作。一些研究人员发现，在站立位和侧卧位时，冈下肌外旋运动时有中等程度的最大自主收缩（MVC）；而在俯卧位完全外旋90°～100°时，最大自主收缩达到顶峰。最近的研究表明，冈下肌在肩关节屈曲运动，肩胛平面抬高，肩胛骨在冠状面上外展前就已激活，在外展165°时达到峰值。研究人员推测，冈下肌除了在外旋肱骨以达到完全抬肩外，还在肩部抬高过程中起着平衡三角肌和胸大肌的作用。在外展时，多块肌肉协同作用增加外展力，还可保持肱骨头在盂窝内的稳定。

（二）临床表现

1. 引发的牵涉痛模式：冈下肌的触发点引起的牵涉痛可放射到肩前部，大多数关于冈下肌牵涉痛的报告都将肩前部作为主要的疼痛区域（图3-3-4）。在193例冈下肌牵涉痛的病例中，所有患者均有肩前部疼痛的症状。疼痛也可放射到上臂前外侧区域和前臂的外侧区域，偶尔也可放射到手部，颈后部以及肩胛骨内侧缘。冈下肌的触发点也有放射到肩后部的牵涉痛；然而，这种疼痛也可能是由毗邻的小圆肌中的触发点引起的。博尼卡（Bonica）和索拉（Sola）描述了放射到三角肌区域的牵涉痛。拉克林（Rachlin）强调肩后部的疼痛，也有肩胛骨内侧缘以及颈部底部肩胛提肌区域的牵涉痛。193例冈下肌触发点患者中，6%的患者三角肌和肱二头肌疼痛，无肘部疼痛，21%的患者前臂桡侧疼痛，13%的患者手部桡侧疼痛，14%的患者枕下后颈区疼痛。刺激冈下肌活跃的触发点，三角肌前束的α运动神经元

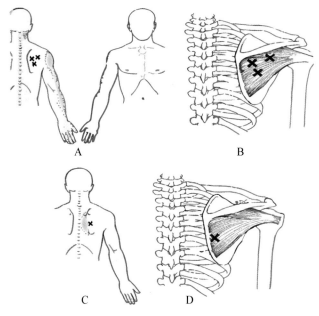

图3-3-4 冈下肌触发点示意图（A～D）

的兴奋性增加，进而导致了肩前侧的牵涉痛。在指压引起的牵涉痛中，三角肌的运动单元活动处于静止状态。患者无法通过放松来消除运动单元的活动，尽管牵涉痛区域以外的周围肌肉处于电静默状态。这一发现支持了最近的证据，触发点可以增加 α 运动神经元的兴奋性进而引起疼痛。费尔南德斯-卡内罗（Fernandez-Carnero）等人的研究表明，冈下肌潜伏期触发点的伤害性活动增加，可能会在相同节段水平上增加远端肌肉（如短腕伸肌）触发点的运动活动和敏感性。将6%高渗盐水注射到正常冈下肌，模拟冈下肌触发点引起的牵涉痛，在肩胛尖、肩背侧和手臂前外侧均有深痛。

2. 症状：冈下肌的触发点通常会在休息时引起肩痛，干扰功能活动和睡眠。患者可能会报告肩前侧深处感到强烈疼痛，疼痛可向下放射到上臂前外侧、前臂外侧、手部桡侧，偶尔也可放射到手指。患者的症状可能与C5～C6神经根痛或腕管综合征相似。一项研究发现，在临床怀疑有腕管综合征的患者，约有1/3肌电图检查呈阴性时，而冈下肌中存在触发点。事实上，海恩斯（Hains）等人观察到处理冈下肌中的触发点可以有效减轻与腕管综合征相关的疼痛症状。患者也可能报告在肩胛骨内侧缘菱形肌附着处疼痛，有显著的活动受限，这些都与冈下肌触发点有关。当患者的主要报告是肩前侧疼痛时，冈下肌、冈上肌、三角肌（前、中束）、肱二头肌、喙肱肌、斜角肌、胸大肌和胸小肌以及锁骨下肌都有可能是疼痛来源。事实上，冈下肌中活跃的触发点可导致机械性颈痛，乳房切除术后疼痛的女性、白领或工人、医学诊断肩峰下撞击综合征的患者出现疼痛症状。彻底检查肩带肌肉组织中触发点的存在对改善肩关节疼痛患者的功能状态至关重要。索拉（Sola）和威廉斯（Williams）确认了由于冈下肌触发点活动而引起的肩带疲劳、抓握无力、肩部丧失活动能力和牵涉痛区内多汗等症状。偏瘫患者肩带疼痛的主要是由于斜方肌、肩胛提肌、冈上肌、冈下肌、肩胛下肌、三角肌和菱形肌中的触发点引起的，在肌肉没有痉挛时，这些肌肉中的触发点通常对局部治疗反应良好。研究人员还发现，所有卒中后患者随机分配到干针刺组（n=54）和标准康复组，除在其他肩带肌肉中表现出触发点外，冈下肌也有触发点。通过干针干预，患者报告说他们恢复了睡眠，白天疼痛的频率和强度明显降低，康复期间的疼痛和不适比仅接受标准康复治疗的对照组少。

（三）触发点的定位

冈下肌的触发点在肩痛患者中很常见。在一项对72名慢性肩痛患者的研究中，受影响最大的肌肉是冈下肌，77%的患者表现出活化的触发点。本研究验证了格（Ge）等人的发现，他们报告冈下肌活动性触发点患者常伴有单侧肩痛。冈下肌触发点还与挥鞭样相关疾病、工作有关的慢性肩颈不适、女性乳房切除术后疼痛或肩撞击综合征有关。常在肩痛患者的冈下肌中发现多发触发点（包括活跃的和潜伏的）。接受研究的126名患者中，调查人员发现31%的人传导到肩部的疼痛源于冈下肌的触发点，出现频率仅次于肩胛提肌（55%）。检查冈下肌时，患者可以采用坐位、健侧卧位，或俯卧位。当患者采用坐姿时，把手臂在胸前交叉到对侧，手抓住对侧座椅的扶手，使肌肉受到轻微张力。平滑式触诊可发现该肌肉中含有触发点的多个紧绷带。触发点一般位于冈下肌中段（终板区）；然而，需要触诊整个肌肉才能做出准确的诊断。格等人研究了21例女性单侧肩痛患者冈下肌痛点的位置和痛点阈值（PPT），他们在疼痛的一侧发现了多个活跃的触发点，但在无痛侧没有发现。他们还在疼痛侧和非疼痛侧发现了多个潜在的触发点。在冈下肌肌纤维中，活跃和潜伏触发点的数量最多。偶尔，触发点引起的疼痛可放射到肩胛骨内侧缘和菱形肌。

肌肉浅部的紧绷肌带可能比预想的更难识别，弹拨式触诊较难引发局部抽搐反应（LTRs）。上覆的皮肤通常因为有皮下结节而变硬。对冈下肌触发点的持续压迫通常可引起或加重牵涉痛。对冈下肌的触发点施加压力时，通常有一个牵涉痛潜伏期，可能需要30 s的时间才出现牵涉痛症状。

（四）超声引导操作

见图3-3-5。

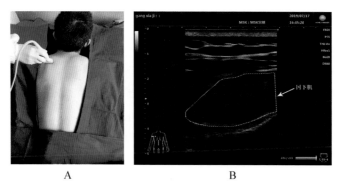

A   B

图3-3-5 超声引导下冈下肌触发点治疗探头摆放示意图（A、B）

（五）纠正措施

1. 起始的位置：用左手握着右手的手腕部，双臂尽量地向上和头的后部拉伸，右侧的上臂尽量靠近右耳部，使右肘部向后，右前臂向后部和左方移动（图3-3-6）。

2. 拉伸：用左手拉住右前臂向左前方移动，使感到右侧肩

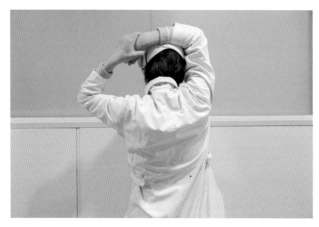

图3-3-6 起始位置和拉伸示意图

部的后方被拉伸。握紧腕关节，上臂抵着头部然后试图使右前臂向后拉，保持5 s。放松，然后用左手拉着右前臂尽量向前拉达到极限，或者稍超过极限范围。重复上述动作直到感到不能再进行拉伸，而且肌肉很紧张和肌肉感到紧张为止；然后，保持最后拉伸的动作15 s到1 min，甚至更长时间。

三 小圆肌

（一）解剖学基础

小圆肌内侧附着在肩胛骨背侧面靠近腋缘的上2/3，以及将小圆肌与冈下肌、大圆肌隔开的腱膜。小圆肌向外侧附着到肱骨大结节的下部和肱三头肌外侧头起点的肱骨近端上，肌腱紧贴肩胛盂关节囊的下后方。在某些情况下，小圆肌可能与冈下肌融合。不同的文献已经报道了两种不同的情况：小圆肌可能包含在其自身筋膜室中，也可能与冈下肌共享筋膜室。

1. 神经支配：小圆肌由腋神经支配，此神经来自C5和C6脊神经后束。小圆肌的神经支配不同于由肩胛上神经支配的冈下肌和由肩胛下神经支配的大圆肌。这3块肌肉都至少有部分接受C5和C6神经根的支配。

2. 功能：小圆肌、冈下肌、冈上肌和肩胛下肌止于肱骨的大结节和小结节，四条肌肉的肌腱形成肩袖。肩袖为肩胛盂关节提供了稳定性。肩关节的运动由肩袖肌肉提供支持，其是一种复杂的、需多块肌肉协调的活动。肩袖肌肉在肩部抬高的过程中，会产生向下和向内的力量，抵抗三角肌向上的剪切力，同时保持肱骨头与肩胛盂窝的密切接触。在上肢活动过程中，小圆肌和其他肩袖肌肉一起作用，稳定肱骨头并使其在肩胛盂的中心位置活动。

研究人员利用正电子发射断层扫描技术观察了健康志愿者小圆肌在肩内收0°和冠状面外展肌90°时的功能，他们的研究结果表明，在外展90°时，小圆肌在内旋中起着更重要的作用。虽然根据解剖定位，内收无力被认为与小圆肌有关，但迄今为止没有肌电图证据支持内收是小圆肌的一种功能。然而，通过小圆肌在抬肩过程中提供向内和向下的力，可以推断出小圆肌的内收功能。

（二）临床表现

1. 引发的牵涉痛模式：小圆肌触发点引发的牵涉痛主要位于三角肌后部与小圆肌相连的地方（图3-3-7）。这个疼痛区域

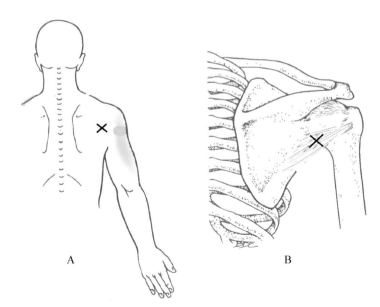

图3-3-7 小圆肌触发点示意图（A、B）

位于三角肌附着的肱骨三角肌粗隆，疼痛可以集中在肩峰下黏液囊下方的一小块区域（约为一个指甲盖大小），由于该位置较特殊，可能被误诊为"黏液囊炎"。上臂和肩后方广泛分布的疼痛，很少是由小圆肌触发点独自引起的。还有一项研究表明，第4指和第5指的刺痛、麻木和感觉障碍可能与肩关节小圆肌触发点有关。

2. 症状：尽管在45%非特征性肩痛患者的小圆肌中发现了活跃的触发点，与其他肩袖肌肉相比，小圆肌较少参与原发性肩痛。由于三角肌后束与小圆肌在肱骨上的附着点相邻，小圆肌触发点患者可能被诊断为"黏液囊炎"。患者抱怨后侧肩部的疼痛会比抱怨关节活动受限常见。临床上，小圆肌触发点常与冈下肌触发点同时发生。当患者出现肩前部疼痛时，其症状可能是由于冈下肌的触发点引起的，而不是小圆肌。当冈下肌触发点引起的疼痛缓解后，冈下肌长度恢复正常时，患者可能会感受到肩背部由小圆肌牵拉引起的疼痛。

埃斯科瓦尔（Escobar）和巴列斯特罗斯（Ballesteros）曾报告过4个孤立性小圆肌触发点病例，4位患者均有第4指和第5指的麻木和/或刺痛症状，这些症状因肩膀执行向上及向后的动作而加重。而且有3位患者在执行这些动作时会出现疼痛。在最近的一个病例报道中，一位肩关节后部紧缩的患者在针刺小圆肌和冈下肌后，病情得到明显缓解。针刺小圆肌和冈下肌后，肩部疼痛和肩关节活动受限得到改善，从而恢复正常的感觉和运动功能。

（三）触发点的定位

患者俯卧位，手臂外展90°支撑在治疗床上，肘部弯曲90°，前臂悬吊在桌子边缘。这一体位有助于区分大圆肌和小圆肌。当患者的上臂对抗轻微的阻力，交替地尝试做向外或向内的旋转动作时，通过触诊肌肉来识别小圆肌。小圆肌在外转时收缩，在内转时放松。在肩胛骨的外侧边缘可以使用平滑触诊或钳式触诊来识别触发点。

在另一种检查方法中，患者健侧卧位，放置一个枕头在前胸，使患侧上臂位于最上端并平放于枕头上。临床医师面对患者，沿肩胛骨外侧边缘，在冈下肌和大圆肌之间，采用横断式平板触诊法，定位小圆肌的触发点。肱三头肌的长头通过小圆肌和大圆肌之间，因此这3块肌肉形成四边形空间的3个边缘。

（四）超声引导操作

见图3-3-8。

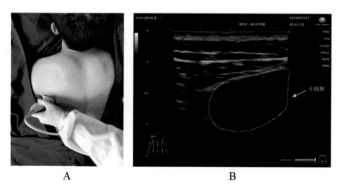

图3-3-8　超声引导下小圆肌触发点治疗探头摆放示意图（A、B）

（五）纠正措施

同冈下肌。

四 大圆肌

（一）解剖学基础

大圆肌宽约4 cm，附着于肩胛骨后外侧面的中1/3，肩胛下角，小圆肌与冈下肌之间的肌纤维隔膜，它的肌纤维螺旋向肱骨延伸，越过肱三头肌的长头，止于肱骨结节间沟的内侧。在对尸体的研究中，珀尔（Pearle）等人发现大圆肌和背阔肌的肌腱在它们的止点处有融合。由于它类似于背阔肌的螺旋形走向，起源于肩胛骨最低部止于肱骨结节间沟内侧缘的最高点。大圆肌还是几个临床重要区域的边界，包括上、下三边孔和四边孔。上三边孔，容纳旋肩胛血管，其上界是肩胛下肌，小圆肌，下界为大圆肌和背阔肌，外侧界是肱三头肌长头。下三边孔包含桡神经和肱深血管，上界为大圆肌，内侧界为肱三头肌的长头，外侧界为肱骨干。四边孔包含腋神经和旋肱后动脉和静脉，其下界为大圆肌和背阔肌，内侧肌为肱三头肌长头外侧缘，外侧界为肱骨外科颈骨折，上界是肩胛下肌、肩胛盂关节囊和小圆肌。

1. 神经支配：大圆肌由肩胛下神经，C5、C6和C7神经支配。在某些变异人群中，大圆肌受胸背神经支配。

2. 功能：大圆肌是一种粗大的柱状肌，由于其特殊的形状和结构，可以产生很大的拉力。大圆肌和背阔肌在盂肱关节处有非常相似的作用，大圆肌协助肩部外展、内收和内旋。更有趣的是它在行走时摆动手臂中的作用，在手臂向后摆动时，肌肉是活跃的。有研究还发现，在打字、写字和转动汽车方向盘时，肌肉也是活跃的。在一项小型研究中，我们发现大圆肌在肩下压、内收和伸展时都很活跃。

（二）临床表现

1. 牵涉痛模式：在肩痛患者中大圆肌触发点的患病率可能比之前认为的要高，布龙（Bron）等人在一项对72名非创伤性单侧肩痛患者的观察性研究中，在49%的患者中观察到了大圆肌中潜在的触发点，其次大约在38%的患者中发现三角肌前束中的触发点。大圆肌的触发点通常出现在3个区域。一般而言，触发点最常见于肩胛下角区域，也可以在腋窝后皱褶的肌肉中间找到，在此处大圆肌和背阔肌重叠；此外，触发点常位于肌筋膜交界处的外侧。大圆肌触发点引发的牵涉痛可以放射到三角肌后束和肱三头肌长头部（图3-3-9），也可以放射到盂肱关节后部，偶尔放射到前臂后部。

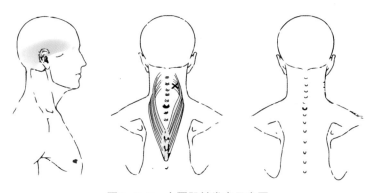

图3-3-9　大圆肌触发点示意图

2. 症状：大圆肌有触发点的患者在休息时可能会出现轻微疼痛；患者主要的抱怨往往是运动带来的疼痛。患者经常出现肩后部剧烈疼痛，尤其是当他们伸手从架子或柜子里拿东西的时候。大圆肌的疼痛通常是由拉伸运动引起的，如被动肩关节屈曲、外展或外旋。同样地，肩伸展或肱骨内旋转受阻时，也会引起疼痛。

与粘连性关节囊炎不同，大圆肌受累不会明显限制肩关节的活动，但患者可能会感受到明显的疼痛，而疼痛限制了颈肩部的活动范围。

（三）触发点的定位

临床检查可采用仰卧位、俯卧位、坐位或侧卧位。对于所有这些体位，可以使用平滑式触诊来检测紧绷带和触发点；同时，临床医生应正确区分背阔肌和大圆肌。当患者仰卧位时，肩部应外展和外旋的90°。确定大圆肌位置的标志包括肩胛骨的腋部边缘、背阔肌和肩胛骨下缘。为了找到肩胛骨的腋部边缘，临床医生可以在肱骨头下方约2 cm的腋窝皱襞做钳捏式触诊，这个位置是大圆肌附着在肩胛骨处的上方，因此在肩胛骨的边缘和大圆肌之间有可一道触及的沟，通过这条沟，钳捏式抓握可以触诊腋窝处大圆肌的下部；在这条沟下方，肩胛下角的平面上是背阔肌，背阔肌是腋皱襞边界，它包裹着大圆肌，临床医生可以指导患者进行肩内旋动作，以确定肌肉的位置。

在俯卧位很容易触诊到大圆肌，上臂外展70° ～ 90°，前臂离开桌子，做抵抗肩内旋的动作有助于区分小圆肌和背阔肌。

为了在侧卧位时触诊到肌肉，患者健侧卧位，患侧手臂放在枕头上，通过追踪从肩胛背侧移行过来的肌肉，可以定位腋窝皱襞部的大圆肌。平滑式触诊可用于定位肩胛下1/3外侧缘区域的触发点。

（四）超声定位

见图3-3-10。

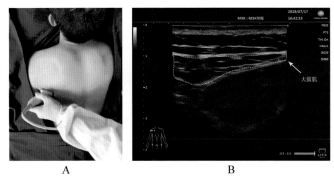

图3-3-10 超声引导下大圆肌触发点治疗探头摆放示意图（A、B）

（五）纠正措施

同背阔肌。

五 肩胛下肌

（一）解剖学基础

肩胛下肌是4块肩袖肌（冈下肌、冈上肌、小圆肌和肩胛下肌）中最大，最靠前的一块肌肉。肩胛下肌呈三角形，位于肩胛下窝。肩胛下肌较肥大，它的结构与冈下肌相似，其肌纤维从一个较宽的内侧部向覆盖肩胛盂肱关节前部的中央腱汇合。肩胛下肌内侧2/3纤维起于肩胛骨肋面的骨膜，其他纤维起于与骨嵴相连的肌间隔和腱膜，腱膜将肩胛下肌与大圆肌和肱三头肌长头分开。从外观上看，肩胛下肌是一块多羽肌，水平走向的上部肌纤维与垂直走向的下部肌纤维汇合，形成一条向外侧延伸的肌腱，附着于肱骨小结节和关节囊前面（图3-3-11）。肩胛下肌肌腱的横截面积是肩部所有肌腱中最大的，它增强肩胛盂肱韧带和前肩

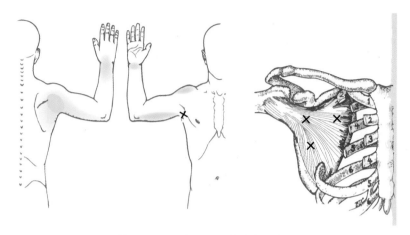

图 3-3-11　肩胛下肌触发点示意图

胛盂唇的强度。肩胛下肌囊通常与肩关节腔相通，将肩胛下肌肌腱与肩胛颈及下内侧的关节囊分开。

1. 神经支配：肩胛下肌由上、下肩胛下神经支配，肩胛下神经来自源于 C5 和 C6 脊神经的臂丛后束。

2. 功能：肩胛下肌、冈下肌、小圆肌和冈上肌分止止于肱骨小结节和大结节中，形成肩袖，这些肩袖肌肉在肩关节运动时协助固定关节盂内的肱骨头。肩关节的运动是一项复杂活动，需要多块肌肉协同发挥作用。肩胛下肌单独发挥作用时，可以使上臂旋内并内收，将肱骨头固定在肩盂窝内。肩胛下肌可以阻止肱骨头的前移位，尤其是在上臂轻度外展时，它与冈下肌协同作用，下拉肱骨头，以对抗上臂外展时三角肌引起的肱骨头向上位移。

（二）临床表现

1. 引发的牵涉痛模式：肩胛下肌的触发点会导致休息和运动时上肢的剧烈疼痛。疼痛主要放射到肩膀的后部。溢出牵涉痛可覆盖肩胛骨，并向下沿上臂后侧延伸至肘关节。另有一环绕腕部的带状牵涉痛和压痛区，并且腕关节背侧疼痛和压痛均强于掌侧。

2. 症状：肩痛的患者常存在肩袖损伤，在肩袖肌中，肩胛下肌是触发点最多的肌肉。伊达尔戈-洛扎诺（Hidalgo-lozano）等人在42%的肩部撞击综合征患者中发现了活跃的TrPs。在肩胛下肌筋膜功能障碍的早期阶段，患者在进行外展和外旋时，或从车前排座椅向车后座伸出手（就像在她的汽车座椅上抚慰哭泣的孩子一样）时，会表现出功能会障碍。随着触发点活动增强，抬起手臂变得越来越困难，上臂在肩关节外展受限到45°或更小。患者可能会描述休息和运动时疼痛以及手无法触及对侧腋窝。由于严重的疼痛和活动范围（ROM）的限制，患者可能被诊断为粘连性关节囊炎或"肩周炎"。如果腕关节疼痛，患者可能会抱怨腕部酸痛，且疼痛分布在一带状区域，此时患者会将手表或手镯移到另一只手上。

（三）触发点的定位

患者仰卧位，上臂外展至90°，以暴露胸壁和腋窝。许多触发点活跃的患者，例如诊断为粘连性关节囊炎的患者，上臂只能外展20°～30°。如果上臂无法充分外展，可以使用收缩-放松方法来充分放松肩胛下肌肉。在触诊之前，应了解肩胛下肌的解剖关系：肩胛下肌构成腋后壁的大部分，肩胛下肌前方是前锯肌（下内侧）和喙肱肌，肱二头肌，腋动脉，肩胛下血管和臂丛，肩胛下肌的后部位于肩胛骨和盂肱关节囊的附着部位。另一方面，肩胛下肌与大圆肌和背阔肌可以起协同作用。肩胛下肌的任何部位都有TrPs，然而，由于其解剖位置较深，触诊较困难。最易触及的外侧触发点位于肩胛骨外侧缘腹部走向相对垂直的纤维内，另一个外侧触发点在第一个触发点上方，位于横跨肩胛骨的水平纤维束内。为了精确触诊，还需要肩胛骨充分外展以暴露肩胛下肌，可以通过维持对肱骨持续牵引或者医生尽可能通过非触诊手的手指直接勾住肩胛骨的脊椎缘，并向外拉动来实现。在保持肩胛外展的同时，为触及沿肌肉外缘上方的常见触发点，触诊手指滑进前锯肌和肩胛下肌之间的间隙，前锯肌沿触诊手指背部紧贴胸壁，而肩胛下肌在肩胛骨下侧、触诊手指之下。为触及上方的触发点区域，手指朝向头侧的肩胛骨喙突，以定位该区域内一大条结实的肌肉。如果持续对肩胛下肌肉的活化触发点施加轻度到中度的压力，即可复制出肩部和肩胛骨的疼痛症状，偶尔能引起向腕部传导的刺痛。为了评估更多的肌纤维。患者可处于俯卧位或侧卧位，医生可以沿着肩胛骨的脊柱缘触诊内侧肩胛下肌。然而，斜方肌、菱形肌和前锯肌都附着于肩胛骨边缘，因此无法区分到底是由那块肌肉引起疼痛。

（四）超声引导操作

见图3-3-12。

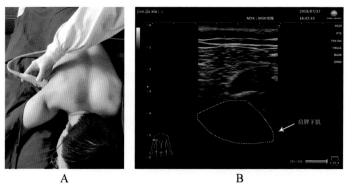

图3-3-12　超声引导下肩胛下肌触发点治疗探头摆放示意图（A、B）

（五）纠正措施

1. 起始的位置：面朝着门站立，使肘关节位于髋关节的前方，上臂贴近身体，屈曲肘关节，并与前臂和地面平行，使手和腕关节抵抗门框的边缘，下巴向后微收（图3-3-13）。

2. 拉伸：身体向右转（相对于门框来说），以致你会感到肩部下方的肌肉被拉伸。拉紧这些肌肉，使上臂有向内运动的趋势，坚持5 s。放松，使身体尽量向左转达到极限，或者稍微超过一点极限。重复上述动作直到感到不能再进行拉伸和感到肌肉紧张为止；然后，保持最后拉伸的动作15 s到1 min，甚至更长时间。

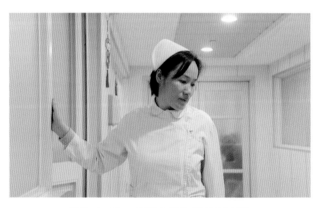

图3-3-13　起始位置和拉伸示意图

六　锁骨下肌

（一）解剖学基础

锁骨下肌是一条长而不对称的三角肌，位于锁骨下方，第一肋骨上方。它起源于第一肋骨与其肋软骨的连接处，止于锁骨中 1/3 处下侧的一条沟中。锁骨下肌也可以独立地止于喙突或肩胛骨的上部。锁骨下肌后方借助锁骨下血管、臂丛与第 1 肋骨相隔，前方借助胸锁筋膜前层与胸大肌相邻。

1. 神经支配：锁骨下肌由臂丛的锁骨下肌神经（C5、C6）支配。

2. 功能：锁骨下肌通过使锁骨靠近第一肋骨间接地辅助肩的前伸运动。也有人认为锁骨下肌在需要快速抬高肩带的活动中会拮抗锁骨的上移和旋转。

（二）临床表现

1. 引发的牵涉痛模式：锁骨下肌中 TrPs 引发的牵涉痛可以放射到同侧上肢（图 3-3-14）。疼痛可能会越过肩前侧，沿着上臂前侧、前臂的桡侧向下，但跳过肘和手腕，重新出现在手于部桡侧。此外，患者可能在拇指、示指和中指的背侧和掌侧感到疼痛。

2. 症状：锁骨下肌触发点引起的肌肉短缩会导致血管性胸廓出口综合征。

（三）触发点的定位

锁骨下肌必须通过胸大肌锁骨部才能触诊，当胸大肌松弛时，其触发点定位最好。为了做到这一点，患者放松，上臂置于内收和内旋的位置。临床医生可以在锁骨内侧 1/3 的外部触诊锁骨下触发点，方法是将触诊的拇指放在锁骨之下凹陷的深处，沿横穿肌纤维的方向滚动。通过胸大肌触诊 TrPs 绷紧带是不可靠的。触发点也可以在肌肉的附着处发现，应把胸锁关节稍外下方的触发点与锁骨中部触发点区分开来。

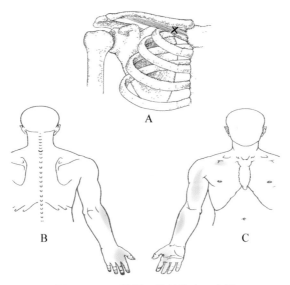

图 3-3-14　锁骨下肌触发点示意图

（四）超声引导操作

见图 3-3-15。

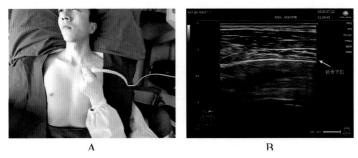

图 3-3-15　超声引导下锁骨下肌触发点治疗探头摆放示意图（A、B）

（五）纠正措施

同冈上肌。

第四章

上 肢

第一节　上　臂

（一）解剖学基础

　　肱三头肌是上臂后群伸肌。肱三头肌，覆盖整个肱骨后面，起端有三个头，包括长头、外侧头和内侧头。长头起自肩胛骨的盂下粗隆；外侧头和内侧头均起自于肱骨的背面，3个头向下形成一个腱，止于尺骨鹰嘴。肱三头肌的功能主要为伸前臂，并助内收上臂（图4-1-1）。

　　1. 神经支配：肱三头肌的三个头都是由桡神经发出的分支来支配的，并没有多根神经的参与。

　　2. 功能：肱三头肌的功能主要为伸前臂，并助内收上臂。如果尽量伸直手臂，就会感到这条腱绷紧了。当肱三头肌收缩时，使肘关节伸直或前臂下垂；当肱三头肌舒张时，会使肘关节弯曲。

（二）临床表现

　　1. 引发的牵涉痛模式：肱三头肌的三个头中都可以找到触

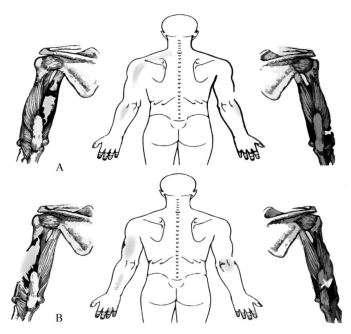

图4-1-1　肱三头肌触发点示意图（A、B）

发点，肱三头肌最常见的触发点位于长头部分和内侧头的外侧部分。肱三头肌劳损后出现上臂和肘部的前部或者后部的牵涉痛。肱三头肌最重要的触发点位于肱三头肌肌肉远端和肌腱附着端区域。

2. 症状：在肱三头肌有触发点的患者常常诉有背部隐隐作痛，位置难以捉摸，并常常伴有肩膀和上臂疼痛。在高度紧张的情况下，患者前臂背侧和掌侧、手的第四指和第五指也可出现疼痛。疼痛也可能局限于内侧或外侧，在肘关节区域，常出现类似于"网球肘"或"高尔夫肘"的疼痛。

（三）触发点的定位

对于肱三头肌触发点的临床检查，患者俯卧位，以使肌肉放松，上臂略微外展，在肱三头肌肌肉远端和肌腱附着端区域可找到触发点。肱三头肌肌肉近端也可以找到触发点。

（四）超声引导操作

见图4-1-2。

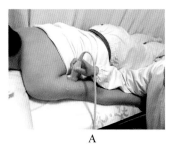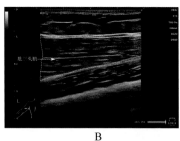

A   B

图4-1-2　超声引导下肱三头肌触发点治疗探头摆放示意图（A、B）

（五）纠正措施

1. 起始位置：直立或者是坐在椅子上，右手抓着带子，屈曲肘关节，抬起右臂直到肩关节伸直，把后背部向下拉带子，用左手抓紧带子下部（图4-1-3）。

2. 拉伸：用左手向下拉带子，感到右臂后部周围的肌肉被拉伸。抵抗试图伸直的右侧肘部5 s。放松，然后向下拉带子达到极限，或者稍微超过一

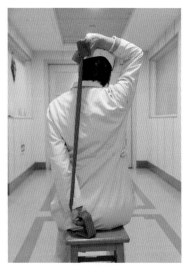

图4-1-3　起始位置和拉伸示意图

点极限。重复上述动作直到感到不能再进行拉伸和感到肌肉紧张为止；然后，保持最后拉伸的动作 15 s 到 1 min，甚至更长时间。

二 喙肱肌

（一）解剖学

喙肱肌与肱二头肌短头同起于喙突尖，沿肱二头肌内侧向下，止于肱骨内侧缘的中点。喙肱肌位于上臂上 1/2 的前内侧，即肱二头肌上半部的内侧，肱二头肌短头的深面，是 1 块较小的长梭形肌，肌束从喙突斜向下方，止于肱骨中部内侧。喙肱肌损伤有时可造成喙突部撕脱骨折。

1. 神经支配：喙肱肌由肌皮神经支配，来源于 C5 ～ C7 神经。肌皮神经起自臂丛外侧束，穿入喙肱肌后，下行于肱二头肌与肱肌之间，分支分布于喙肱肌、肱二头肌及肱肌。肌皮神经于肱二头肌腱的外缘，近肘窝部穿出，成为前臂外侧皮神经。

2. 功能：喙肱肌的主要作用是近端固定时，使肩关节屈、内收和外旋。

（二）临床表现

1. 引发的牵涉痛模式：喙肱肌触发点位于喙肱肌肌腹偏喙突的区域。喙肱肌触发点引起的牵涉痛在肩前部、上臂背侧偏桡侧区域、前臂背侧以及手背部等（图 4-1-4）。

2. 症状：喙肱肌触发点引起疼痛的患者，手背到躯干后不能过中线。用手摸头部不会感觉到疼痛，但越过头顶去摸耳朵就会引起喙肱肌区域疼痛。患者肩关节前屈力量减弱。

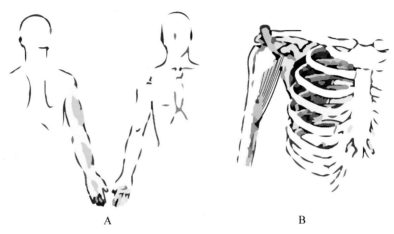

图4-1-4　喙肱肌触发点示意图（A、B）

（三）触发点的定位

对于喙肱肌触发点的临床检查，患者仰卧位，以使肌肉放松，上臂略微外展、外旋，在肱二头肌上半部的内侧找寻到喙肱肌，在喙肱肌肌腹偏喙突的区域可找到触发点。

（四）超声引导操作

见图4-1-5。

（五）纠正措施

1. 起始位置：坐位或者站立，双手背在后方，用左手抓握住右手的腕关节（图4-1-6）。

2. 拉伸：用左手拉着右臂向后左方移动，感到右肩膀被拉伸。保持抓握，然后使右上臂紧靠着身体，右前臂向后方拉伸保持5 s不动。放松，用左手拉着右臂，尽量向左后方移动达到极

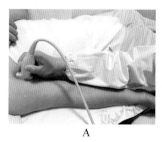
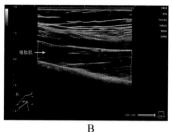

A   B

图4-1-5 超声引导下喙肱肌触发点治疗探头摆放示意图（A、B）

限，甚至是稍微超过极限。重复上述动作直到感到不能再进行拉伸和肌肉感到紧张为止；然后，如果肌肉很紧张，保持最后拉伸的动作15 s到1 min，甚至更长时间。

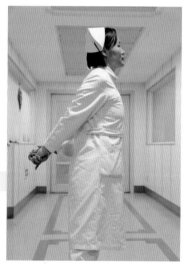

三 肱二头肌

（一）解剖学基础

肱二头肌位于上臂前侧，呈梭形。肱二头肌有长、短二头，肱二头肌长头起自于肩胛

图4-1-6 起始位置和拉伸示意图

骨盂上粗隆，短头起自于肩胛骨喙突。肱二头肌长、短二头于肱骨中部汇合为肌腹，下行至肱骨下端，形成肌腱止于桡骨粗隆和前臂筋腱膜。

1. 神经支配：同喙肱肌，肱二头肌由肌皮神经支配，来源于C5 ～ C7神经。

2. 功能：肱二头肌主要的功能为屈肩和屈肘关节，并使前臂在肘关节旋外。肌电观察表明，当前臂旋外并屈肘时，肱二头肌才有明显的肌电活动。而当前臂旋内并屈肘时，肱二头肌的电位活动很小或不出现电位活动。当肱二头肌收缩时，使肘关节屈曲；当肱二头肌舒张时，使肘关节伸展或前臂下垂。

（二）临床表现

1. 引发的牵涉痛模式：肱二头肌中的触发点常常位于肌肉的中间，但可以位于整个肱二头肌的全长（图4-1-7）。肱二头肌触发点牵涉痛的区域位于肱二头肌和三角肌前上方的肩部区域。疼痛偶尔也位于肩胛上区。

2. 症状：肱二头肌引起肩前区疼痛，并可能沿着上臂前部

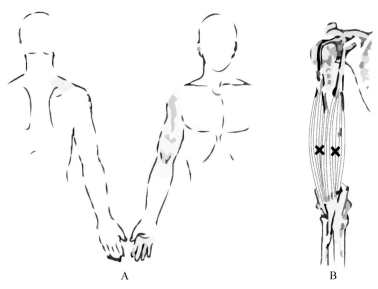

图4-1-7　肱二头肌示意图（A、B）

向下移动，疼痛范围可超过肱二头肌肌肉的长度，肘关节前方也可能有疼痛。肱二头肌触发点引起的疼痛经常在手臂高于肩部的高度时出现在上臂的前面和侧面。肱二头肌的压痛一般出现在肩前部肱二头肌肌腱区域，上臂前部可有弥漫性疼痛。

（三）触发点的定位

对于肱二头肌触发点的临床检查，患者仰卧位，以使肌肉放松，上臂略微外展，在肱二头肌肌肉近端和肌腱附着端区域可找到触发点。

（四）超声引导操作

见图4-1-8。

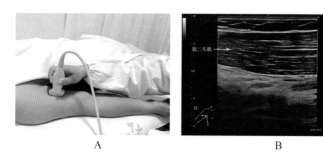

图4-1-8　超声引导下肱二头肌触发点治疗探头摆放示意图（A、B）

（五）纠正措施

1. 起始位置：身体的右侧对着门站立，右臂向旁侧外展伸直，掌心向下，前臂向内运动，使手背和腕关节，或者前臂抵抗门框（图4-1-9）。

2. 拉伸：使身体的上部向左转以致你能感到上臂的前部，

胸部和肩部的肌肉被伸。拉伸这些肌肉，使前臂有向前运动的趋势，保持5 s。放松，向左侧扭转上身达到极限，或者稍微超过一点极限。重复上述动作，直到感到不能再进行拉伸和感到肌肉紧张为止；然后，保持最后拉伸的动作15 s到1 min，甚至更长时间。

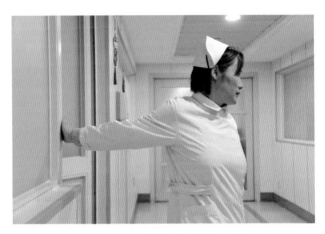

图4-1-9　起始位置和拉伸示意图

四　肱肌

（一）解剖学基础

肱肌位于臂前面的下半部，肱二头肌的深面，起自肱骨前面下1/2和臂内侧肌间隔，以短腱止于尺骨粗隆和肘关节囊，覆盖了肱骨下半部的前面。肱肌是最重要的屈肘肌。肱二头肌的屈肘功能可部分由这一肌肉替代。屈肘上抬时需要肱肌收缩，肱肌做了通常归为二头肌的大部分工作。

1. 神经支配：肱肌由肌皮神经、桡神经双重支配。桡神经的肱肌支是桡神经在肘上向尺侧发出的肌支，该肌支行于肱肌与肱桡肌的肌间隙中，无血管伴行与纤维组织横跨。肌皮神经起自臂丛外侧束，穿入喙肱肌后，下行于肱二头肌与肱肌之间，分支分布于喙肱肌、肱二头肌及肱肌。

2. 功能：肱肌的主要功能是屈肘和旋后运动。

（二）临床表现

1. 引发的牵涉痛模式：肱肌触发点位于肱肌肌腹（图4-1-10）。肱肌触发点引起的疼痛位于拇指基底部至腕掌关节背侧，牵涉痛还可能包括上臂的前侧面。肱肌近端触发点引起的疼痛偶尔向上延伸，覆盖三角肌区域。

2. 症状：拇指隐痛常常与肱肌触发点有关。患者常常主诉关节休息时存在疼痛，而拇指活动时疼痛加重。患者可以伴有肘部、肩膀和上臂的前侧疼痛。肱肌触发点与肩部运动无关，肱肌触发点只能引起的前肩疼痛。

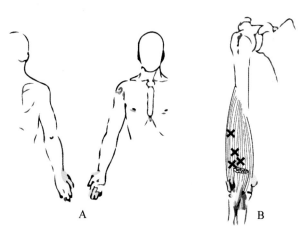

A   B

图4-1-10　肱肌触发点示意图

（三）触发点的定位和超声引导操作

对于肱肌触发点的临床检查，患者仰卧位，以使肌肉放松，上臂略微外展，在肱二头肌下半部的深面找寻到肱肌，在肱肌肌腹可找到触发点。

（四）超声引导操作

见图 4-1-11。

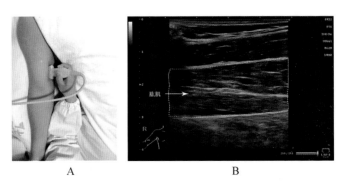

A   B

图 4-1-11　超声引导下肱肌触发点治疗探头摆放示意图（A、B）

（五）纠正措施

同肱二头肌。

第二节　前　臂

一　肱桡肌

（一）解剖学基础

肱桡肌位于前臂肌的最外侧皮下，呈长扁形。肱桡肌起自于肱骨外上髁上缘的近端1/3和外侧肌间隔，止于桡骨茎突的底部外侧。

1. 神经支配：肱桡肌由桡神经发出的分支支配。

2. 功能：肱桡肌功能主要包括两方面，一是使前臂屈曲，二是使上臂向前靠拢。

（二）临床表现

1. 引发的牵涉痛模式：肱桡肌触发点位于肱桡肌肌腹（图4-2-1）。肱桡肌触发点引起的疼痛主要分为2块区域，1块区域位于肘关节外侧的肱骨外上髁。另1块区域位于腕部桡侧，至拇指根部的区域。

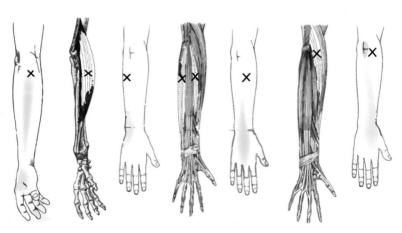

图4-2-1　肱桡肌触发点示意图

2. 症状：肱桡肌触发点引起的疼痛与肘关节活动有关，肘关节活动可至肱骨外上髁或者腕关节区域疼痛加重，可以伴有前臂外侧疼痛加重。因此，网球肘的发生，与肱桡肌的触发点有着密切的关系。

（三）触发点的定位

对于肱桡肌触发点的临床检查，患者仰卧位，使肌肉放松，上臂略微外展，在前臂外侧找寻到肱桡肌，在肱桡肌近肘关节端肌腹可找到触发点。

（四）超声引导操作

见图4-2-2。

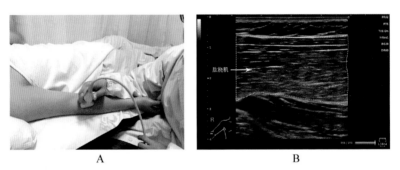

图4-2-2　超声引导下肱桡肌触发点治疗探头摆放示意图（A、B）

（五）纠正措施

1. 起始位置：身体站直，双脚分开，使整个左臂伸直，左腕屈曲（图4-2-3）。

2. 拉伸：用右手辅助左腕屈曲内旋达到极限。拉伸这些肌肉，保持5 s。重复上述动作，直到感到不能再进行拉伸和感到肌肉紧张为止；然后，保持最后拉伸的动作15 s到1 min，甚至更长时间。

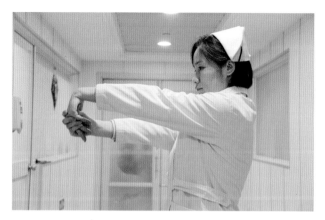

图4-2-3 起始位置和拉伸示意图

二、旋后肌

（一）解剖学基础

旋后肌位于肱骨外上髁和尺骨外侧缘的上部，为肱桡肌、桡侧腕长、短伸肌、指总伸肌等所覆盖。旋后肌起自于肱骨外上髁、桡侧副韧带、环状韧带和尺骨的旋后肌，前面包绕桡骨颈和体近侧部的后外侧面，止于桡骨上1/3的前面，位置较深。

1. 神经支配：旋后肌由桡神经发出的分支支配。

2. 功能：旋后肌的主要功能是使前臂旋后运动。

（二）临床表现

1. 引发的牵涉痛模式：旋后肌触发点引起的疼痛主要位于肱骨外上髁及其前后周围的区域（图4-2-4）。其疼痛还投射到拇指背侧，如果疼痛足够强烈，可能包括一部分前臂背侧的疼痛。

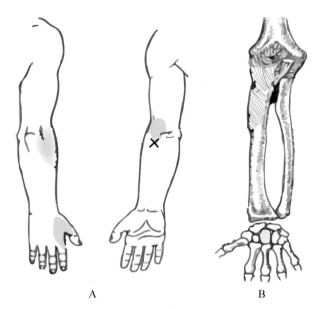

图 4-2-4　旋后肌触发点示意图（A、B）

2. 症状：旋后肌触发点引起疼痛的患者往往诉前臂背侧近端疼痛、肱骨外上髁和拇指背侧疼痛。患者的疼痛因活动而加重，如肘部完全伸展携带沉重公文包，打网球，以及其他需要过分用力的活动。即使在这些活动停止之后，患者也有持续性疼痛。

（三）触发点的定位

对于旋后肌触发点的临床检查，患者仰卧位，以使肌肉放松，上臂略微外展，前臂略内旋，在桡骨后外侧找寻到旋后肌，在旋后肌肌腹可找到触发点。

（四）超声引导操作

见图 4-2-5。

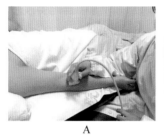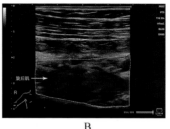

A   B

图4-2-5　超声引导下旋后肌触发点治疗探头摆放示意图（A、B）

（五）纠正措施

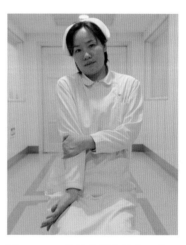

1. 起始位置：身体坐直，双脚分开，使整个右臂伸直，并极度内旋（图4-2-6）。

2. 拉伸：右肘关节伸直位，用左手辅助右肘关节过伸达到极限。拉伸这些肌肉，保持5 s。重复上述动作，直到感到不能再进行拉伸和感到肌肉紧张为止；然后，保持最后拉伸的动作15 s到1 min，甚至更长时间。

图4-2-6　起始位置和拉伸示意图

三　旋前圆肌

（一）解剖学基础

旋前圆肌是上臂前群浅层肌之一，其外侧为肱桡肌，内侧为桡侧腕屈肌。旋前圆肌起自于肱骨内上髁前臂筋膜，向下止于桡骨外侧面的中部。

1. 神经支配：旋前圆肌受正中神经发出的分支支配。

2. 功能：旋前圆肌的主要功能是使前臂旋前。

（二）临床表现

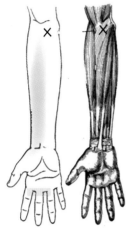

图4-2-7　旋前圆肌触
发点示意图

1. 引发的牵涉痛模式：旋前圆肌触发点位于旋前圆肌肌腹（图4-2-7）。旋前圆肌触发点常引起前臂和手指掌侧疼痛，甚至出现腕指抽搐，除了疼痛之外，前臂手掌、桡侧3个半手指麻木无力是其常见的表现。

2. 症状：旋前圆肌触发点可导致正中神经在肘部通过旋前圆肌时受到卡压，而产生神经麻痹的症状，例如手指不能做精细动作，并逐渐感到前臂和手指疼痛无力，劳动时疼痛逐渐加重。严重时可有手掌面、示指、中指有针刺或烧灼样感，部分患者甚至出现腕指抽搐，前臂手掌、桡侧3个半手指麻木无力，肌肉萎缩，写字无力或持物不稳等。

（三）触发点的定位

对于旋前圆肌触发点的临床检查，患者仰卧位，以使肌肉放松，上臂略微外展，在前臂前群浅层肌肉中找寻到旋前圆肌，在旋前圆肌肌腹可找到触发点。

（四）超声引导操作

见图4-2-8。

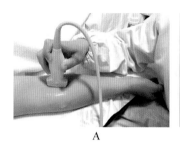 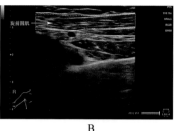

A B

图4-2-8 超声引导下旋前圆肌触发点治疗探头摆放示意图（A、B）

（五）纠正措施

1. 起始的位置：坐位或者站立，右臂对着身体，屈曲肘部，掌心向上翻转达极限用左手抓握腕关节的上方和右前臂的后方（图4-2-9）。

2. 拉伸：用左手向外旋右臂以致会感到前臂掌部的肌肉被拉伸。拉紧这些肌肉，使右前臂有向内抵抗左手的趋势，保持5 s。放松，使右前臂尽量向外伸展达极限或者稍微超过一点极

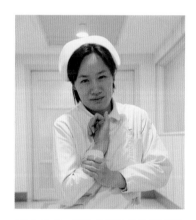

图4-2-9 起始位置和拉伸示意图

限。重复上述动作直到感到不能再进行拉伸和感到肌肉紧张为止；然后，保持最后拉伸的动作15 s到1 min，甚至更长时间。

四 拇长屈肌

（一）解剖学基础

拇长屈肌是前臂深层屈肌之一，位于前臂桡侧。拇长屈肌

起自于桡、尺骨上端的前面和骨间膜，止于拇指末节指骨底。

1. 神经支配：拇长屈肌受正中神经发出的分支支配。

2. 功能：拇长屈肌的主要功能为屈拇指。

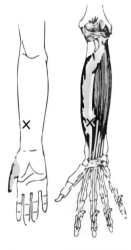

图4-2-10 拇长屈肌触
发点示意图

（二）临床表现

1. 引发的牵涉痛模式：拇长屈肌触发点多位于拇长屈肌肌腹中下1/3处，旋前圆肌触发点常引起大鱼际及整个拇指掌侧疼痛（图4-2-10）。

2. 症状：拇长屈肌触发点疼痛的患者往往诉大鱼际及整个拇指掌侧疼痛，患者的疼痛因活动而加重，需要与腱鞘炎相鉴别。因为该种疼痛位于拇指区域，故手的精细活动会受到限制，并引发相应牵涉区域疼痛。

（三）触发点的定位

对于拇长屈肌触发点的临床检查，患者仰卧位，以使肌肉放松，上臂略微外展，在前臂前群深层肌肉中找寻到拇长屈肌，在拇长屈肌肌腹可找到触发点。

（四）超声引导操作

见图4-2-11。

（五）纠正措施

1. 起始的位置：左手抓住右手拇指，向外旋以达到极限，

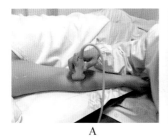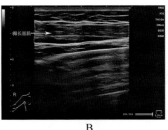

A   B

图 4-2-11　超声引导下拇长屈肌触发点治疗探头摆放示意图（A、B）

肘部屈曲（图 4-2-12）。

2. 拉伸：用左手向上牵拉右手拇指，以致感到拇指内侧肌肉被牵拉。拉紧肌肉，使拇指伸展的趋势，用左手抵抗 5 s。放松，牵拉右手拇指达到极限，或者稍微超过一点极限。重复上述动作直到感到不能再进行拉伸和感到肌肉紧张为止；然后，保持

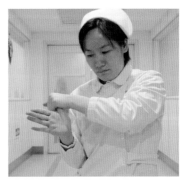

图 4-2-12　起始位置和拉伸示意图

最后拉伸的动作 15 s 到 1 min，甚至更长时间。

五 掌长肌

（一）解剖学基础

掌长肌是前臂前群浅层肌之一，其外侧为桡侧腕屈肌，内侧为尺侧腕屈肌。掌长肌起自肱骨内上髁和前臂筋膜，止于掌腱膜。掌长肌的主要功能为屈腕。掌长肌如发生麻痹或损伤，则屈腕功能障碍。

1. 神经支配：掌长肌受正中神经发出的分支支配。

2. 功能：掌长肌的主要功能为屈腕。

（二）临床表现

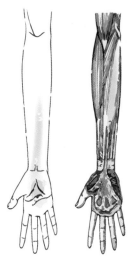

图4-2-13 掌长肌触发
点示意图

1. 引发的牵涉痛模式：掌长肌任何部位均可以有触发点（图4-2-13）。和其他大部分肌肉不同的是，掌长肌触发点引起的牵涉痛是浅表针刺样痛，而不是深部疼痛。疼痛通常集中在手掌区域，也可以延伸到拇指基底部和掌横纹。牵涉出疼痛的感觉就像许多细针正在针刺的感觉，疼痛也可扩散到前臂远端掌侧。

2. 症状：掌长肌触发点引起疼痛的患者，其肌肉可能会出现因疼痛而难以操作工具，掌心可出现不同程度的酸痛。尤其在操作有手柄的工具，如螺丝刀或泥刀时会觉得难以忍受，大多数此类操作活动都涉及拇指外展。患者可能在做需要手掌大跨度活动时疼痛加重，或用拇指反复敲击钢琴时疼痛会加重。

（三）触发点的定位

对于掌长肌触发点的临床检查，患者仰卧位，以使肌肉放松，上臂略微外展，在前臂前群浅层肌肉偏尺侧找寻到掌长肌，在掌长肌肌腹可找到触发点。

（四）超声引导操作

见图4-2-14。

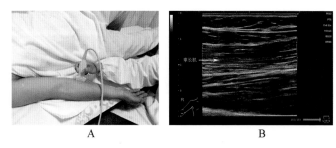

A   B

图4-2-14　超声引导下掌长肌触发点治疗探头摆放示意图（A、B）

（五）纠正措施

1. 起始的位置：左手抓住右手手心，向下背屈，右侧手心向上，肘部伸直（图4-2-15）。

2. 拉伸：用左手向下牵拉右侧手指，使腕关节背屈曲达到极限，或者稍微超过一点极限。重复上述动作，直到感到不能再进行拉伸和感到肌肉紧张为止；然后，保持最后拉伸的动作15 s到1 min，甚至更长时间。

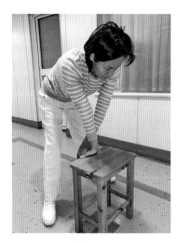

图4-2-15　起始位置和拉伸示意图

六 腕屈肌

（一）解剖学基础

桡侧腕屈肌于腕桡侧沿桡骨内侧缘后方向下行，止于第2掌骨（有的为第3掌骨）近端，止腱在腕部包有滑膜鞘。尺侧腕屈肌是前臂肌前群第一层，起自于肱骨内上髁、前臂深筋膜，止于豌豆骨。

1. 神经支配：桡侧腕屈肌受正中神经分支支配。尺侧腕屈肌受尺神经分支支配。

2. 功能：桡侧腕屈肌的主要功能是手向桡侧屈曲和屈腕关节。尺侧腕屈肌的主要功能为屈和内收腕关节。

（二）临床表现

1. 引发的牵涉痛模式：桡侧腕屈肌和尺侧腕屈肌触发点均位于其肌腹上，引起的疼痛或压痛位于手腕横纹的中心，尺侧腕屈肌触发点引起的疼痛和压痛主要位于腕部掌侧尺侧；桡侧腕屈肌触发点引起的疼痛位于腕关节正中偏桡侧（图4-2-16）。

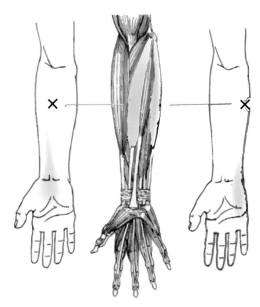

图4-2-16　桡侧腕屈肌和尺侧腕屈肌触发点示意图

2. 症状：尺侧腕屈肌触发点引起疼痛的患者，其疼痛位于腕部掌尺侧，手腕活动时疼痛加重，甚至出现手腕用力活动受限，尤其是屈腕活动时，诱发出的疼痛更为明显。桡侧腕屈肌触发点引起的疼痛位于腕关节正中偏桡侧。

（三）触发点的定位和超声引导操作

对于尺侧腕屈肌触发点的临床检查，患者仰卧位，以使肌肉放松，上臂略微外展，在前臂前群浅层肌肉尺侧找寻到尺侧腕屈肌，在尺侧腕屈肌肌腹可找到触发点。

（四）超声引导操作

见图4-2-17。

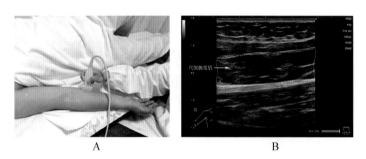

图4-2-17　超声引导下尺侧腕屈肌触发点治疗探头摆放示意图（A、B）

对于桡侧腕屈肌触发点的临床检查，患者仰卧位，以使肌肉放松，上臂略微外展，在桡骨内侧肌肉中找寻到桡侧腕屈肌，在桡侧腕屈肌肌腹可找到触发点（图4-2-18）。

（五）纠正措施

同掌长肌。

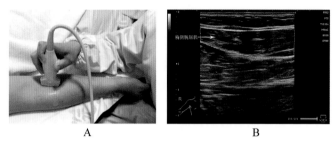

A   B

图4-2-18　超声引导下桡侧腕屈肌触发点治疗探头摆放示意图（A、B）

七　指浅屈肌

（一）解剖学基础

指浅屈肌有三个头。肱骨头起自于肱骨内上髁，尺骨头起自于尺骨冠状突；桡骨头起自于桡骨粗隆远端骨干前面的近1/2。四条肌腱止于第2指至第5指的中节指骨掌侧。

1. 神经支配：指浅屈肌受正中神经发出的分支支配。

2. 功能：指浅屈肌的主要功能是屈腕关节、掌指关节及第2指至第5指近侧指间关节。

（二）临床表现

1. 引发的牵涉痛模式：指浅屈肌触发点在前臂的上1/2近中线处的肌腹部位（图4-2-19）。肱骨头和桡骨头附近均有触发点。桡骨头肌腹触发点可引起中指掌侧牵涉痛，并向掌心和中指背弥散。尺骨头肌腹触发点可引起环指和小指指腹的牵涉痛，也向尺侧手掌部弥散。

2. 症状：指浅屈肌触发点引起疼痛的患者，其疼痛位于包括尺侧3个手指的方位，并向手掌放射。指浅屈肌触发点引起疼

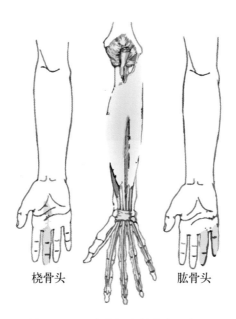

桡骨头　　　　肱骨头

图4-2-19　指浅屈肌触发点示意图

痛的患者无法将发夹夹到头后，也无法将背侧的纽扣扣好。

（三）触发点的定位

对于指浅屈肌触发点的临床检查，患者仰卧位，以使肌肉放松，上臂略微外展，在前臂肌肉中找寻到指浅屈肌，在前臂的上1/2近中线处的肌腹可找到触发点。

（四）超声引导操作

见图4-2-20。

（五）纠正措施

同掌长肌。

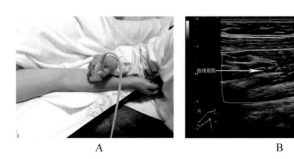

A   B

图4-2-20　超声引导下指浅屈肌触发点治疗探头摆放示意图（A、B）

八　腕伸肌

（一）解剖学基础

腕伸肌分为桡侧腕长伸肌、桡侧腕短伸肌和尺侧腕伸肌。

桡侧腕长伸肌是前臂后群浅层肌之一，起自于肱骨外侧髁上嵴下部和外侧髁的前面，向下止于第2掌骨底的背面。

桡侧腕短伸肌是前臂后群浅层肌之一，外侧有桡侧腕长伸肌，内侧有指总伸肌。起自于肱骨外上髁，止于第3掌骨底的背面。

尺侧腕伸肌是前臂后群肌浅层伸肌之一，为一长梭形肌，位于尺骨后缘外侧。起自于肱骨外上髁、前臂筋膜和尺骨后缘。向下移行为长腱，经伸肌支持带止于第5掌骨底后面。

1. 神经支配：桡侧腕长伸肌受桡神经分支支配。桡侧腕短伸肌受桡神经分支支配。尺侧腕伸肌受桡神经分支支配。

2. 功能：桡侧腕长伸肌的主要功能是伸腕关节。桡侧腕短伸肌的主要功能是伸腕关节。尺侧腕伸肌的主要功能是伸腕关节。

（二）临床表现

1. 引发的牵涉痛模式：腕伸肌是指尺侧腕伸肌、桡侧腕短伸肌和桡侧腕长伸肌（图4-2-21）。尺侧腕伸肌触发点位于靠近前臂背面中上部分的桡侧，尺侧伸腕肌肌腹位置。桡侧腕短伸肌触发点位于前臂背面中上部分的桡侧，桡侧腕短伸肌肌腹位置。桡侧腕长伸肌触发点位于前臂背面肱骨外上髁下方，桡侧腕长伸肌肌腹位置。

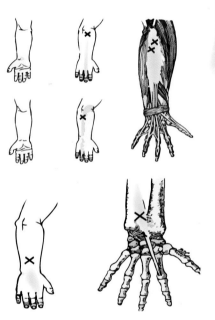

图4-2-21　腕伸肌触发点示意图

2. 症状：尺侧腕伸肌触发点引起疼痛的患者，其疼痛位于尺骨茎突和腕部尺侧。桡侧腕短伸肌触发点引起疼痛的患者，其疼痛位于手背中部靠手腕的区域。桡侧腕长伸肌触发点引起疼痛的患者，其疼痛位于肱骨外上髁区域，可以弥散至手背桡侧1/2和拇指背侧区域。

（三）触发点的定位

对于尺侧腕伸肌触发点的临床检查，患者俯卧位，以使肌肉放松，上臂略微外展，在前臂后群浅层肌肉的尺侧找寻到尺侧腕伸肌，在尺侧伸腕肌肌腹可找到触发点。

（四）超声引导操作

见图4-2-22。

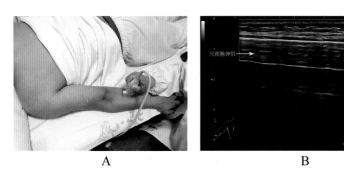

A   B

图4-2-22　超声引导下尺侧腕伸肌触发点治疗探头摆放示意图（A、B）

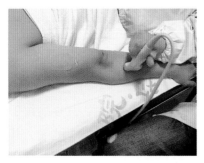

图4-2-23　超声引导下桡侧腕短伸肌和桡侧腕长伸肌触发点治疗探头摆放

对于桡侧腕短伸肌和桡侧腕长伸肌触发点的临床检查，患者俯卧位，以使肌肉放松，上臂略微外展，在前臂后群浅层肌肉的桡侧找寻到桡侧腕短伸肌和桡侧腕长伸肌，在桡侧腕短伸肌和桡侧腕长伸肌肌腹可找到触发点（图4-2-23～图4-2-25）。

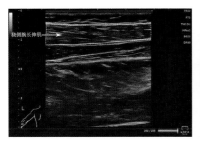 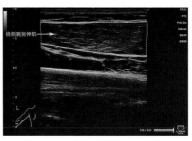

图4-2-24　超声引导下桡侧腕长伸　　图4-2-25　超声引导下桡侧腕短伸
　　　　　肌触发点治疗示意图　　　　　　　　　　肌触发点治疗示意图

（五）纠正措施

1. 起始的位置：使左前臂肘关节伸直，用右手按压在左手上面（图4-2-26）。

2. 拉伸：保持左肘关节伸直，用力向下拉右手，以致感到前臂后方和肘外侧的肌肉被拉伸。拉紧这些肌肉使腕关节有伸

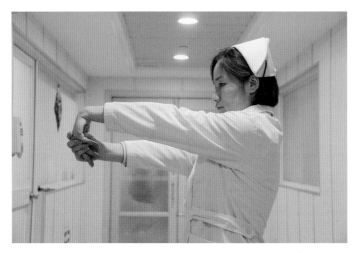

图4-2-26　起始位置和拉伸示意图

直的趋势，保持5 s。放松，重复上述动作直到感到不能再进行拉伸和感到肌肉紧张为止；然后，保持最后拉伸的动作15 s到1 min，甚至更长时间。

第五章

腰 臀 部

第一节　椎 旁 肌

一　介绍

　　腰部以脊柱作为独立的支柱，其前方为腹腔，后方及周围是肌肉、筋膜和韧带等软组织，没有骨性结构保护，腰部两侧的肌肉和韧带是维持脊柱稳定的重要因素。腰骶关节是脊柱运动的一个关键节点，骶髂关节则是连接躯干和下肢的桥梁。腰部承受着人体1/2以上的重力负荷，承载着身体各种复杂的运动功能，常因超负荷的拉力和压力引起腰段脊柱周围的肌肉、筋膜和韧带损伤。腰背部的扭伤多发生在腰骶、骶髂关节和腰背两侧骶棘肌。脊柱后侧的深层肌肉多左右成对，跨越一个或多个椎骨，具有巨大的稳定作用。

二　解剖

　　椎旁肌群从外向内一般分为浅、深两层。浅层主要有斜方肌和背阔肌；深层主要有竖脊肌（骶棘肌）、横突棘肌（包括由浅至深的半棘肌、多裂肌和回旋肌三层）和深层短肌（包括最深层的横突间肌、棘突间肌等），还有半脊肌、后上锯肌、后下锯肌、腰方肌浅层、髂肌、部分腰大肌等。它们借胸腰筋膜和颈部筋膜而分开。

1. 竖脊肌：竖脊肌（又名骶棘肌）竖脊肌位于脊柱两侧，从骶骨处一直延续到头部，同时涵盖脊柱两侧。被浅层肌及上、下后锯肌覆盖，充填于棘突与肋角之间的深沟内。该肌从骶骨直至枕骨，以一个总腱起于骶骨背面、骶髂韧带和髂嵴后面，向上纵行排列于脊柱棘突和肋角之间的沟内，分为内、中、外3条肌柱，即棘肌、最长肌和髂肋肌3个部分，分别起于骶骨背面、髂嵴后部、腰椎棘突和胸腰筋膜，止于颈、胸椎的棘突与横突、颞骨乳突和肋角。下固定时（起点固定），竖脊肌可以使躯干后仰，其中髂肋肌还可以使躯干同侧侧屈、同侧旋转。上固定时（止点固定），可以使整个骨盆前倾。竖脊肌为强大的伸肌，主要作用是后伸躯干和维持直立，一侧竖脊肌收缩也可侧屈躯干，并且参与脊柱的伸展、过伸、侧向运动和旋后运动。

2. 多裂肌：多裂肌在半棘肌深层，由许多小束肌肉组成，从颈椎到腰椎都有，它们由髂后上棘开始一直延伸至第四颈椎关节突都有这条肌肉的起始点，这些起始点多位于脊椎两侧，其中胸椎段起于横突，腰椎段起于乳状突，走向都是向棘突，且向上2～4节脊椎附着在棘突上。腰部多裂肌处在腰部肌肉中的最内侧；每块多裂肌由5个不同的肌束组成，起自椎板的肌纤维，止于下一腰椎的横突。腰椎关节突除了腹侧直接和黄韧带连接，其他全部被多裂肌覆盖，从而保持了关节囊的紧张度，避免了关节软骨之间的撞击。多裂肌产生力矩能力相对较小，有良好的控制各个椎骨之间相对运动的能力，从而对椎间盘有很好的支持和控制作用，是唯一一块主要起到保护椎骨的作用的肌肉。多裂肌的每一肌束由来自同一节段腰椎的神经分布。

3. 神经支配和血管分布：竖脊肌群由胸腰椎神经后支外侧支支配。颈后部的肌肉主要由颈浅动脉，枕动脉及肩胛背动脉支配；胸背部肌肉主要由肋间后动脉，肩胛背动脉及胸背动脉支配；腰后部肌肉主要由腰动脉支配；而骶尾部肌肉支配血管主要来自臀上下动脉。各动脉旁均有伴行静脉。

4. 功能

（1）竖脊肌是脊柱的强伸肌，既能够双侧同时收缩，也可单侧收缩。前者可使胸腰椎后伸及仰头；后者可使脊柱侧屈。当背部完全弯曲时，肌电图上记录不到大部分竖脊肌的电活动。

（2）多裂肌对于维持矢状面向后伸直，冠状面单侧侧屈以及躯体向对侧旋转上的平衡发挥着重要作用。在腹部支撑动作中，腰椎多裂肌的活动较腹部牵张动作更为活跃，同时腰椎多裂肌肉在快走时也更活跃。

（3）椎旁肌不仅起着稳定脊柱的作用，而且还起着辅助力量传递的作用。与这些肌肉具有多个附着点，以及与腹部（腹内、外斜肌和腹横肌）、背阔肌、臀肌、菱形肌和中下斜方肌协同工作有关。它们的作用是将负载从地面转移到主干，反之亦然。当椎旁肌肉起稳定作用时，通过脊柱旁筋膜与腹横肌一起，在横向平面上协助稳定。

三 引发的牵涉痛模式

胸腰椎椎旁肌的触发点是背痛最常见的原因之一。这些背部肌肉在特定节段水平上的疼痛模式是常见的例子，但是触发点可能在任何节段水平上发展。

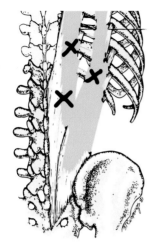

图5-1-1 竖脊肌触发点
示意图

在竖脊肌胸段，产生触发点最多的2块肌肉分别为胸长肌与胸髂肋肌，前者主要引起尾端疼痛，而后者疼痛常位于头端与尾端（图5-1-1）。胸髂肋肌触发点引起的特征性疼痛位于肩部与胸壁；在下胸段，胸腰髂肋肌触发点往往引起肩胛骨上方，腹部周围及下腰部的疼痛；上段的腰髂肋肌触发点可引起臀中部疼痛。有时臀部疼痛是由胸长肌触发点引起。

多裂肌触发点常引起椎体棘突周围区域的疼痛（图5-1-2）。L1～L5的多裂肌触发点可引起腹部疼痛，容易被误认为是内脏疼痛。L5段的多裂肌触发点也可引起大腿和/或小腿后部，偶引起大腿前部疼痛。S1段的多裂肌触发点向下投射疼痛到尾骨，并使尾

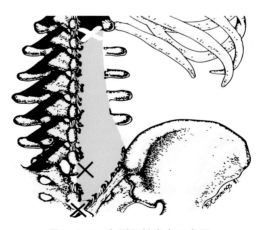

图5-1-2 多裂肌触发点示意图

骨压痛明显，常被认为是尾骨痛。

胸腰椎椎旁肌触发点活跃患者主诉背部疼痛，或以臀部，腹部疼痛就诊。不同的疼痛明显地限制了脊柱的运动和患者的活动。多数患者反映当控制躯干的前向运动对抗重力时，疼痛明显。

当疼痛累及双侧竖脊肌时，患者难以从椅子上由坐位站起，或者爬楼梯受限。

当椎旁深层肌肉触发点引起腰痛时，疼痛往往表现为单侧，脊柱深处的痛点较为固定。当累及双侧肌肉时，疼痛也表现为双侧，并且很难通过改变体位来缓解疼痛。与此同时，医生应对疼痛的类型、程度和位置仔细评估，因为心血管、肺、胃肠、肝脏、胆道和泌尿系统中疾病也可以表现出类似于椎旁肌肉疼痛。

椎旁肌肉触发点可能在胸椎过度后凸，腰椎过度前凸或曲度消失的患者中表现更为明显。患者站立时触摸特定的椎旁肌肉效果较差。临床医生必须放松患者的背部肌肉，这样才能辨别出异常绷紧的肌纤维。

做竖脊肌触发点体格检查过程中，患者应处于俯卧位，必要时躯干下方垫薄枕，手臂自然放置于躯体两侧。当出现患者俯卧困难的情况时，可采取患侧朝上的侧卧位，可用毛巾卷垫腰部下方。

胸长肌的辨认通常比较容易，通过在棘突外侧的山样凸起来识别。检查过程中应进行两侧对比和上下对比，以确保正确识别触发点。胸髂肋肌是胸长肌外侧较薄的肌肉，沿肋骨角分布。尾端肌肉向内侧运动，与腰骶髂肌融合。

检查过程中，医生轻拍或按压连续的棘突尖端以引起触痛。在棘突的一侧进行深压触诊，以对下方椎板的附着肌施加压力，以找到最大的压痛点。由于触发点的存在，肌肉组织会感觉比上面和下面的区域更致密。久坐可使椎旁肌肉触发点激活，产生胸腰背部疼痛；另外，躯体本身骨骼的异常，例如脊柱侧弯、骨盆倾斜等，也可使触发点持续存在。

原发性触发点的相关疼痛区域内的肌肉也可产生相关的触发点；因此，在检查时也应考虑到疼痛部位的肌肉。对于胸髂肋肌的触发点，其疼痛可以在其他几块肌肉中发展，包括髂肋肌的其他部分、胸长肌、背阔肌主干部分、后下锯肌、腰多裂肌、腰方肌、胸大肌、冈下肌、冈上肌、腹直肌、腹斜肌和腰大肌。胸髂肋肌触发点可能由背阔肌、冈下肌、大菱形肌和小菱形肌、后上锯肌、斜角肌、后下锯肌、下斜方肌、中斜方肌、前锯肌和/或腹直肌中的触发点引起，具体取决于受影响的肌肉部位。因此，为了有效地改善髂肋肌的疼痛，还必须对这些肌肉进行检查和治疗。

胸长肌的触发点可促进髂肋肌、腰大肌、腰多裂肌、腰方肌、臀大肌、梨状肌、近端腘绳肌和近端内收肌相关触发点的形成。胸长肌的触发点可由腹直肌、上锯肌、斜角肌、大菱形肌、小菱形肌和/或冈下肌的触发点引起，具体取决于受影响的肌肉部位。

胸多裂肌触发点可引起胸髂肋肌和胸长肌的相关触发点。临床上，这块肌肉朝向前；因此，胸大肌也可能发展相关的触发点。胸廓多裂肌的触发点可能是由于腹直肌、中斜方肌和/或胸髂肋肌的触发点，这取决于受影响的区域。

腰多裂肌触发点可引起腰髂肋肌、腰方肌、腹直肌、腹斜肌和腰大肌的相关触发点。腰多裂肌的触发点可由腹直肌、胸长肌和/或腰大肌的触发点引起。

骶多裂肌触发点可引起臀大肌、臀中肌、梨状肌、腘绳肌、腰大肌和腹部斜肌的相关触发点。骶多裂肌的触发点可由腹直肌、臀大肌、臀中肌和腰方肌的触发点引起。

五　触发点的定位和超声引导操作

患者取俯卧位，下肢处于中立位，暴露胸腰背部。使用低频凸阵探头。

采用短轴平面内技术，竖脊肌的触发点一般位于胸腰段，靠近棘突；探头垂直于后正中线，平行外移约5 cm（图5-1-3）；多裂肌的触发点也多位于胸腰段，靠近棘突，探头垂直于后正中线后，逆时针转动约30°～45°，同时外移约5 cm（图5-1-4）。

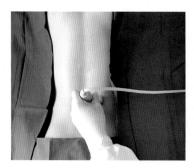
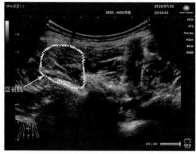

图5-1-3　超声引导下竖脊肌触发点治疗探头摆放

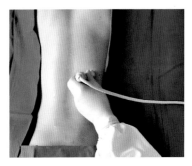
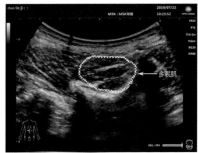

← 多裂肌

图5-1-4　超声引导下多裂肌触发点治疗探头摆放

六　纠正措施

（一）竖脊肌拉伸

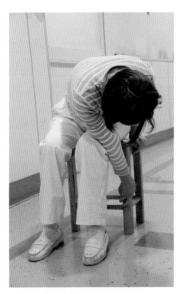

图5-1-5　竖脊肌拉伸示意图

1. 起始位置：在左侧臀部和腿部垫上垫子，后背离开椅子靠背的位置（使背部弯向左侧），下背部靠住椅子，并保持屈曲。上背部向右前侧屈曲；左手在右肘内侧的位置抓住椅子背部，让右上肢自由下垂（图5-1-5）。

2. 拉伸：注视右后下方，呼气，上背部向右旋和向右前侧屈曲，感到肋骨周围拉伸。吸气，向左侧注视。用上肢抵抗身体运动的同时，尝试伸直背部，并使上身向左侧旋；保持5 s。放松；

向右后下方注视；呼气，肩向右侧旋的同时，左手拉动的帮助下，右上肢向下，并向右前侧倾斜至极限，或更倾斜一点。重复此动作直到感觉不能再进一步拉伸，并且感到肌肉紧张为止，保持这种最后的拉伸 15 s 到 1 min，或更长一些。

（二）多裂肌、后下锯肌拉伸

同竖脊肌。

（三）腰方肌拉伸

1. 起始姿势：侧卧在床上，右侧膝盖放置于前方床面，双侧手支撑（图 5-1-6）。

2. 拉伸：上半身小心地向左侧倾斜，拉伸 5 ～ 10 s。继续向左倾斜直至肌肉出现轻微紧绷感。保持这种最后的拉伸 15 s 到 1 min，或更长一些。

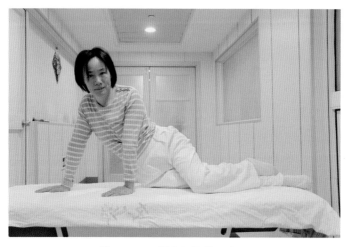

图 5-1-6 腰方肌拉伸示意图

（四）腰大肌拉伸

1. 起始位置：左膝放垫上，右腿向前放地板上，右髋和膝关节屈。右手扶椅子支撑身体，使左髋关节伸直，躯干保持挺直，骨盆不要向一边旋。骨盆向后倾，保持其在正中位进行，下腹向脐部上提，左手检测动作是否正确。向外摇动左脚和腿下部使大腿向内髋关节的方向旋，使上半身向左屈曲（图5-1-7）。

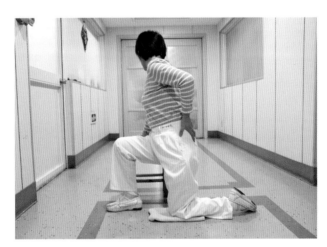

图5-1-7　腰大肌拉伸示意图

2. 拉伸：尽量屈右膝使躯干和骨盆向前倾斜，以致感到左侧腹股沟的内侧被拉伸。拉紧这些肌肉，使左侧膝关节有向前以及左脚向后的趋势，坚持5 s。放松，使骨盆向后倾斜，然后先前拉达到极限，或是稍微超过一点极限。屈曲右侧膝关节使左侧臀部和右侧大腿的肌肉被牵拉，不要滑动左脚。重复上述动作直到感到不能再进行拉伸和感到肌肉紧张为止；然后，保持最后拉伸的动作15 s到1 min，甚至更长时间。

第二节　腹　肌

一　介绍

腹部肌肉组织包括腹直肌、内斜肌、外斜肌和腹横肌。这些肌肉有几种功能，包括使躯干弯曲和旋转，但最重要的是它们在行走、提起重物、运动四肢时，尤其是腹横肌的作用。此外，腹肌保护腹部内脏。腹部肌肉组织中的触发点（TrPs）可以模仿内脏症状（阑尾炎，消化性溃疡，胆结石的绞痛，痛经，慢性盆腔疼痛和泌尿系统疾病），因为它们可以将疼痛转移到腹部区域，但可以复现诸如灼热、饱胀、腹胀等症状。腹部肌肉中的TrPs也可能与腰痛患者的深部肌肉（腹横肌和腹内斜肌）的运动控制紊乱有关。TrPs的症状可能因压力、直接创伤、重复超负荷而加剧。这些肌肉中的激活TrPs可能与内脏或躯体-内脏反射直接相关。鉴别诊断应区分TrPs起源的腹痛还是内脏疾病，仔细的腹部肌肉临床检查可以帮助鉴别诊断。

二　解剖

腰腹部的肌肉可分为前外侧群和后群。前外侧群形成腹腔的前外侧壁，包括腹外斜肌、腹内斜肌、腹横肌、腹直肌等。后群主要是腰方肌，在上节已经介绍。

在此重点介绍腹外斜肌、腹内斜肌、腹直肌、腹横肌。

1. 腹外斜肌：腹外斜肌位于腹前外侧部浅层，为宽阔扁肌，起始部呈锯齿状，起自第五至第十二肋骨外表面，肌束由外上斜向前下方，后部肌束向下止于髂嵴前部，上中部肌束向内移行于腱膜，经腹直肌的前面，并参与构成腹直肌鞘的前层，至腹正中线终于白线。腱膜向内侧参与腹直肌鞘前壁的构成，腱膜的下缘卷曲增厚连于髂前上棘与耻骨结节之间，形成腹股沟韧带。在耻骨结节外上方，腱膜形成一小三角形裂隙，称为腹股沟管浅环（皮下环）。

2. 腹内斜肌：腹内斜肌位于腹外斜肌深层，在腹部的两侧，起于胸腰筋膜、髂嵴及腹股沟韧带外侧半，肌纤维呈扇形展开，上部止于下3对肋骨，中部斜向内上方，下部斜向内下方。后两部肌纤维至腹直肌的外侧缘处移行为腱膜，分前、后两层包裹腹直肌，参与腹直肌鞘前、后壁的构成，最后止于白线。

位于腹外斜肌深面，大部分肌束向内上方，下部肌束向内下方，在腹直肌外侧缘移行为腹内斜肌腱膜。腱膜向内侧分为前后两层并包裹腹直肌，参与腹直肌鞘前后壁的构成，腱膜下内侧部与腹横肌腱膜形成联合腱，止于耻骨，又称腹股沟镰。腹内斜肌最下部的肌束随精索出腹股沟管浅环进入阴囊，包绕精索和睾丸而成为提睾肌。

3. 腹直肌：腹直肌位于腹前壁正中线两旁，居腹直肌鞘中，为上宽下窄的带形肌，起自耻骨联合与耻骨结节之间，肌束向上止于胸骨剑突及其附近肋软骨的前面。肌的全长被3～4条横行的腱划分成多个肌腹，腱划由结缔组织构成，与腹直肌鞘的前层紧密结合。腹直肌位于腹前壁正中线两侧，被包埋于腹直肌鞘内，为上宽下窄的带状多腹肌，左右腹直肌内侧以腹白线相隔，自上而下被3～4个横行的腱划（致密结缔组织索）分隔，腱划与腹直肌鞘前壁紧密愈合，起防止该肌收缩时移位的作用。此肌上端起自第五至第七肋软骨前面和胸骨剑突，止于耻骨上缘（耻骨结节与耻骨联合之间）。下固定时，两侧肌肉收缩使脊柱前屈，一侧收缩，使脊柱侧屈。上固定时，两侧收缩使骨盆后倾。此外，该肌还有维持腹压，协助呼吸、排便、分娩等作用。仰卧举腿、仰卧起坐、直角支撑等练习可发展该肌力量。肌腹向后逐渐加宽，至腹中部最宽，行于腹直肌鞘内，后部逐渐变狭而以耻骨前腱止于耻骨结节和耻骨嵴。腹直肌的作用是使脊椎前屈，还对身体维持正常的腰背曲线起着重要作用，因为它控制着骨盆的后倾。

4. 腹横肌腹壁最内层的阔肌：位于腹内斜肌深面，肌束向前内横行，大部分被腹内斜肌所遮盖，最上部的肌纤维被腹直肌所遮盖，为腹部阔肌中最深和最薄者。腹横肌起于腰椎横突和肋弓内侧面，与膈的附着部相接，向下以腱膜止于腹白线。起点广阔，自上而下起自第七至第十二肋软骨内面（与膈肌肌齿相互交错）、胸腰筋膜前层、髂嵴前部、腹股沟韧带外侧1/3。在腹直肌外侧缘移行为腹横肌腱膜，参与构成腹直肌鞘。腹横肌的最下部肌束及其腱膜下内侧部分，分别参与提睾肌和联合腱的构成。腹横肌的作用是保持躯干稳定并在站立、举重物、打喷嚏、咳嗽、大笑的时候保持内脏的稳定。这部分肌肉经常被人们忽视，实际上我们做任何运动都有腹横肌的参与，尤其是做大肌肉群运动时，例如下蹲、硬拉与卧推。

5. 神经支配：腹内外斜肌和腹横肌由T8～T12肋间神经的分支支配，另外，腹横肌还由T7肋间神经支配，腹直肌由来自脊神经的T7～T12肋间神经支配。

6. 功能：4个腹壁肌肉（腹直肌，外斜肌，内斜肌和腹横肌）在人体功能中发挥着重要的作用。这些肌肉提供了弯曲，扭转和侧弯脊柱所需的力量，在诸如站立、坐姿和运动等任务期间增强腹腔和稳定腰椎，以及在动态负荷和持重物下进行任务。从生物力学的角度来看，腹壁肌肉对胸椎和腰骶椎以及骨盆起稳定作用，腹壁肌肉产生的稳定性可以来自四肢的力量增加。腹直肌被认为更像是一种产生力的肌肉，而腹横肌是主要的稳定肌肉。内、外斜肌和骨盆底肌肉组织同时起到了稳定腰骶脊柱和骨盆带与胸腰筋膜连接的作用。此外，腹壁肌肉组织增加了腹内压力，这是维持脊柱整体稳定性的重要功能。

三 引发的牵涉痛模式

检查浅表外斜肌和腹直肌比检查更深的内斜肌和腹横肌更容易。当检查腹部肌肉的触发点时，患者仰卧，深呼吸使用膈肌（腹部）呼吸和保持呼吸被动地拉伸肌肉（它有助于放松肌肉）并增加他们对触诊的压力敏感性。为了方便腹部触发点的触诊，患者躺在对侧并保持类似的深呼吸。

1. 腹外斜肌：外斜肌最容易接近的纤维是位于肋骨下缘和沿着髂嵴附着的线。可以通过患者的髋关节屈曲来缓解腹部肌肉张力；然后可以在患者和拇指之间抓住腹部肌肉（外部和内部斜肌和横向肌肉）的腹壁。当触发点或绷紧的肌带用钳压触诊时，肌肉颤动通常会响应剧烈且可见的局部抽搐反应。

2. 腹内斜肌：腹内斜肌不能直接触诊。这种肌肉中的紧绷肌带可以位于6个下肋骨尖端的下边缘或靠近耻骨。在经验丰富的情况下，临床医生应按压耻骨弓的上缘，而不是耻骨的扁平前表面。这些触发点在内斜肌的附件区域感觉像小按钮或短条带。

3. 腹直肌：腹直肌中的触发点很容易在触诊时进入腹部肌肉。触发点可以在肌肉的任何部分找到。使患者的腹部肌肉松弛，这有助于触诊肌肉的下半部分。

四 临床症状

　　腹部触发点可能引起与内脏功能障碍引起的疼痛一样多的痛苦。事实上，腹部触发点引起的症状通常通过模仿腹部腹腔病变来混淆诊断过程。来自腹部肌肉组织中的触发点的疼痛模式，特别是内、外斜肌，对患者来说，与大多数其他肌肉的模式相比不太一致。来自腹部肌肉的牵涉痛对中线几乎没有区别，一侧的腹部触发点经常引起双侧疼痛。在一项较早的研究中观察到患者可能将腹部触发点引起的疼痛描述为"灼热""饱胀""腹胀""肿胀"或"气体"。

　　1. 腹斜肌：腹斜肌中的触发点具有可能延伸到胸部的潜在的疼痛模式，可以直线或斜向穿过腹部，并且可以向下延伸。外斜肌中的活性触发点可产生"胃灼热"和其他症状，通常与腹疝相关。来自该肌肉的所引起的疼痛也可以产生深度上腹部疼痛，偶尔会延伸到腹部的其他部位。位于下腹壁的肌肉组织中的活动性触发点，可能在三层肌肉的任何一层，将疼痛引入腹股沟和睾丸，可能会疼痛到腹部的其他部位。实验性注射高渗盐水注入腹外斜肌，在髂前上棘引起的疼痛可引起腹部象限的下部，沿着腹沟韧带，进入睾丸的疼痛。腹肌下部，耻骨上方或腹股沟韧带外侧部的触发点，可能位于腹内斜肌，也可能位于下腹直肌。这些触发点可以增加逼尿肌和尿道括约肌的烦躁和痉挛，产生尿频，尿潴留和腹股沟疼痛。当针刺时，腹壁触发点经常将疼痛牵扯到膀胱区。腹横肌不能直接触诊。腹横肌中的触发点指的是前腹部肌肉之间的腹部横跨上腹部的疼痛，有时疼痛集中在剑突过程的区域，咳嗽时这种痛苦可能令人痛苦。

2. 腹直肌：由于这种肌肉中的触发点引起的症状是多种多样的，但是大部分依赖于它们将出现的肌肉部分。症状分为3组，分别为肌肉上部（脐部上方）、脐周触发点和下腹直肌部。

（1）上部：腹直肌上部的触发点可以引起双侧中背部疼痛，患者描述为胸腰椎两侧水平横穿两侧，研究显示通过治疗腹壁肌肉痉挛可以缓解了背痛。然而，这种水平的单侧背痛更常发生于背阔肌的触发点。除了背部疼痛，腹直肌的上部的触发点的症状为腹痛、"胃灼热"、消化不良，有时还有恶心呕吐。这些触发点还可以引用肋骨边缘之间的上腹部疼痛。

（2）脐周部分：腹直肌的外侧边缘，脐周部分的触发点可能产生腹部绞痛或绞痛的感觉。患者经常弯腰以缓解疼痛。据报道，对腹部进行冷敷和冷冻治疗的婴儿应用冷喷雾治疗有效。在脐部附近的腹直肌中，外侧触发点可能会引起弥漫性腹部疼痛，这可能会因运动而加剧。

（3）下部：腹直肌下部的触发点可指双侧疼痛到骶髂关节和腰背部，患者用手的交叉运动描绘这种疼痛而不是上下髂腹肌在一些患者中，下腹直肌中的触发点可以模拟与痛经相关的症状，位于布伯尼点区域右侧腹直肌的外侧边缘的触发点位于髂前上棘和脐部之间，可能会产生急性症状。如"假性阑尾炎"。

五　触发点的定位和超声引导操作

1. 腹外斜肌

见图5-2-1。

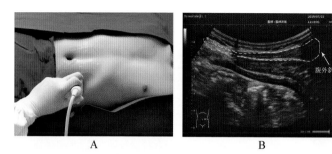

图5-2-1　超声引导下腹外斜肌触发点治疗探头摆放示意图（A、B）

2. 腹内斜肌

见图5-2-2。

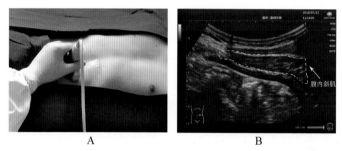

图5-2-2　超声引导下腹内斜肌触发点治疗探头摆放示意图（A、B）

3. 腹直肌

见图5-2-3。

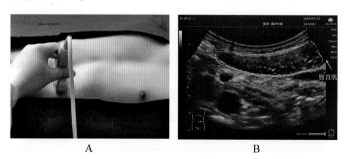

图5-2-3　超声引导下腹直肌触发点治疗探头摆放示意图（A、B）

4.腹横肌

见图5-2-4。

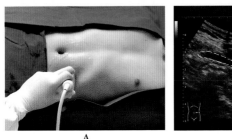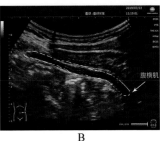

A   B

图5-2-4 超声引导下腹横肌触发点治疗探头摆放示意图（A、B）

六 纠正措施

双手支撑，躯干抬起，加大上背的后弯幅度。抬起上身时，想象自己是条眼镜蛇，脊柱一节节地抬起、拉长（图5-2-5）。保持姿势时，手臂尽量伸直。但若感觉有任何不适，可以适当弯

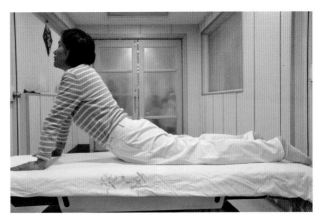

图5-2-5 起始位置及拉伸示意图

肘并把躯干放低，直到自己感觉舒服为止。保持姿势时，将肋骨腔向前向上推送，以加大脊柱的伸展。肚脐应尽量贴地，以增加下背部的伸展，同时也防止身体抬得太高而拉伤背肌。

第三节　臀 部 肌 肉

一　臀中肌

（一）解剖学基础

臀中肌和臀小肌位于臀大肌深面，臀小肌则在臀中肌深面，均近似扇形，两肌均受臀上神经支配，其作用均为使髋关节外展，其前部肌束可内旋大腿，后部肌束可外旋大腿。臀中肌位于髂骨翼外面，后部位于臀大肌深层。它起于髂骨翼外面，下端以短腱止于股骨大转子外面及其后上角。其前2/3肌束呈三角形，后1/3肌束为羽翼状，为主要的髋关节外展肌，并参与外旋及伸髋关节。站立时可稳定骨盆，从而稳定躯干，特别在单足着地时尤为重要。

1. 神经支配：臀中肌由臀上神经支配，主要来源于L4、L5、S1神经根。臀上神经走行在臀中肌与臀小肌之间，向每个肌肉发送分支，由于这种关系，使得它十分脆弱，在外科手术中（从侧或前外侧入路），需要谨慎分离。例如，全髋关节置换术中采用的经臀肌入路往往会造成部分失神经的臀中肌。

2. 功能：臀中肌和臀小肌通常作为主要的髋关节外展肌一起发挥作用。然而，当髋关节整个肌肉在20°以上弯曲，负责内部旋转，在这个位置上进行髋关节外展的能力有限。

臀中肌常被描述为有3个部分。除了外展外，臀中肌的前半部分向内旋髋关节。臀中肌的前半部分在无负重的髋关节伸展时是活跃的，可以阻止股骨头的前移位。臀中肌后部使髋关节外转。臀中肌在髋关节外展和骨盆稳定方面（例如单腿站立时）起着重要的作用。在步行时，防止骨盆过度外展。

（二）临床表现

1. 引发的牵涉痛模式：臀中肌的触发点指疼痛（或其他症状）从骶髂关节外侧进入臀部、腰部、骶骨、髂后嵴，从臀部外侧至臀部、大腿后侧和大腿外侧（图5-3-1）。通常，在后区附近发现触发点或者肌肉的一部分会引起骶髂关节、骶骨和臀部附近的疼痛。在肌肉中部发现的触发点通常会更多地指向侧面和臀部中部，偶尔转到大腿后部和外侧部。触发点发现在臀中肌前部时，更易于触诊。指的是沿髂嵴、腰椎下部和骶骨上方的疼痛和症状。臀中肌的触发点可能是引起排便时疼痛的一个常见的被忽视的来源。伊格莱西亚斯–冈萨雷斯（Iglesias-Gonzalez）等人证

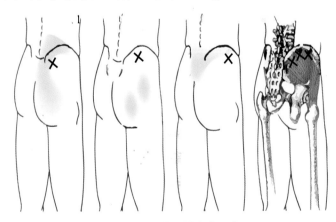

图5-3-1　臀中肌触发点示意图

明了这一假说，21岁的他发现在机械性下腰痛患者中活化的臀中肌触发点是非常普遍的。

2. 症状：臀中肌触发点活跃的患者可能主要报告行走时疼痛和负重活动。患者会报告行走、跑步和爬楼梯时疼痛和不适增加。临床实践中常见的是触发点患者臀肌在长期站立期间经受疼痛，例如在公共汽车站等候。为了避免这些场景中的疼痛，患者通常会改变骨盆姿势，将减轻疼痛下肢的重量，患者可能报告在腰部一侧疼痛。这些触发点会干扰许多功能活动。患者还可能报告说，由于臀部负荷过重，难以从坐姿上站起来。在这个活动中的中间肌肉，睡眠困难可能会被报告，特别是当侧躺在涉及的一侧，由于触发点压力引起的疼痛，需要在膝盖之间放置一个枕头，避免过度外展导致疼痛。

（三）触发点的定位

触发点检查需要对臀肌纤维方向的具体知识，以便临床医生能够确信哪些肌肉含有触发点。检查臀中肌的触发点，患者健侧卧位，枕头放在两膝盖之间，以保持臀部的中立位置，并避免加重拉伸姿势。临床医生使用平滑触诊检查臀中肌，后半部分由臀大肌覆盖，这使得区分最大臀肌和中臀肌更具挑战性。如果臀大肌感觉到触发点，首先需要灭活触发点，以便更好地评估臀中肌的深度。浅纤维触发点臀大肌很容易触诊，就在皮肤下面。感觉较深的绷带可能位于臀肌较深的纤维或臀中肌的底层肌肉。

（四）超声引导操作

见图5-3-2。

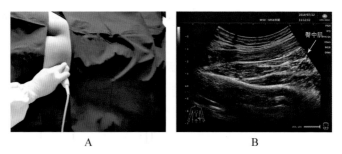

图5-3-2　超声引导下臀中肌触发点治疗探头摆放示意图（A、B）

（五）纠正措施

1. 起始位置：坐在桌面或长凳上，使右侧大腿的外侧和小腿放在长凳或是桌子的垫子上，左腿放在地板上，右侧髋关节和膝关节屈曲。身体右转，使躯干向前倾斜超过右侧膝关节，把左前臂放在右膝和大腿的内侧（图5-3-3）。

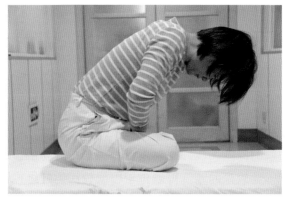

图5-3-3　臀中肌拉伸示意图

2. 拉伸：背伸直，使躯干尽量向前倾超过右髋关节，左脚向后滑动感到右臀部肌肉被拉伸。下压右膝和小腿，拉紧这些肌肉，坚持5 s。放松，身体向前倾超过腿部达极限，或稍微超过一点极限。重复上述动作直到不能再进行拉伸和肌肉紧张为止；然后，保持最后拉伸动作15 s到1 min，甚至更长时间。

二 臀大肌

（一）解剖学基础

臀大肌略呈四方形，宽阔厚实，位于骨盆后外侧，几乎覆盖整个臀部，起自髂骨、骶、尾骨及骶结节韧带的背面，肌束斜行向外下方，以一厚的腱板越过髋关节的后方，止于股骨的臀肌粗隆和髂胫束，受臀下神经支配。此肌可使大腿后伸并外旋，下肢固定时伸直躯干并防止躯干前倾以维持身体平衡。臀大肌深面与大转子和坐骨结节之间有臀大肌转子囊和臀大肌坐骨囊等滑液囊。在臀大肌深面有2个通道：坐骨大孔和坐骨小孔，梨状肌通过坐骨大孔并将其分为梨状肌上孔和梨状肌下孔。梨状肌上孔是梨状肌上缘的缝隙，由外侧向内侧通过的血管神经依次为臀上神经、臀上动脉、臀上静脉；梨状肌下孔是梨状肌下缘的缝隙，由外侧向内侧通过的血管神经依次为坐骨神经、股后皮神经、臀下神经、臀下动脉、臀下静脉、阴部内动脉、阴部内静脉和阴部神经；闭孔内肌通过坐骨小孔，坐骨小孔是骶结节韧带与骶棘韧带间的缝隙，由外侧向内侧通过的血管神经依次为阴部内动脉、阴部内静脉和阴部神经。闭孔内肌腱位于血管和神经的深面。

1. 神经支配：臀大肌由L5、S1和S2神经根发出的臀下神经支配。臀下神经与臀下动静脉伴行，从梨状肌和骶棘韧带之间的坐骨大孔穿出骨盆。

2. 功能：臀大肌是一个强大的髋关节伸肌。当髋部伸长时，臀大肌充当外旋肌。肌肉的上半部分可以帮助髋部外展，而下半部分有助于髋关节内收。在涉及髋关节伸展、髋关节外展活动中，肌肉的上半部分更活跃。旋转下半部分有助于髋关节内收，与上半部分一起在髋关节伸展的活动中都是活跃的。在功能活动中，如下楼、蹲下、攀爬或由站立过渡到坐姿，臀大肌偏心收缩，限制髋关节过度屈曲。臀大肌可通过缩短收缩牵拉骨盆，使躯干从前屈姿势恢复到直立的直立姿势。

（二）临床表现

1. 引发的牵涉痛模式：臀大肌的触发点可引起臀部局部牵涉痛，在某些罕见情况下，也可引起包括骶骨、臀部下、尾骨、骶尾部大范围的牵涉痛（图5-3-4）。这种肌肉的触发点是指臀部局部的疼痛，通常不延伸到下肢。臀大肌触发点通常存在于3个部位。① 可引起腹股沟旁边新月形区域的牵涉痛和压痛，其上缘包括骶髂关节，可向大腿后侧延伸。② 坐骨结节上方的触

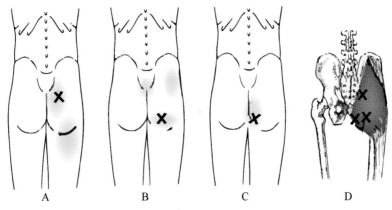

图5-3-4　臀大肌触发点示意图（A ~ D）

发点区域，是臀大肌最常见的部位，可分布于整个臀部，引起臀部深部的疼痛。③ 触发点位于臀大肌最内下侧的肌纤维中，其紧邻尾骨，可引起尾骨牵涉痛。

2. 症状：臀大肌触发点活跃的患者可以报告臀大肌触发点牵涉痛常由上坡行走时诱发，尤其是取前倾姿势。坐骨结节附近的触发点激活时可报告示坐着时有疼痛。他们可能会尽量避免臀肌内收，久坐时会出现身体扭动不安，这是因为坐骨结节表面的结缔组织可缺血，软组织受压而产生的变形。

（三）触发点的定位

触发点检查需要对臀肌纤维方向的充分了解，以便临床医生能够对发现触发点的肌肉更有信心。患者取侧卧位，髋关节充分屈曲，髋关节屈曲程度可能有助于提高触发点对触诊的敏感性，沿臀大肌下、下外侧，应仔细检查，以区分臀肌大段肌纤维方向与梨状肌和髋部外旋肌。TrPs1、TrPs2采用平滑触诊进行检查。放置一个垫子位于臀下，TrPs1位于臀大肌骶骨起点偏外侧；TrPs2位于坐骨结节处偏头侧部位；TrPs3使用钳形触诊或平滑触诊坐骨，位于臀大肌最内侧肌纤维，邻近尾骨肌。

（四）超声引导操作

见图5-3-5。

（五）纠正措施

坐在板凳上，双手扶住，屈膝，然后使一侧小腿屈曲，放与同侧大腿靠近下腹部。至大腿后侧以上臀部有牵拉紧绷感，保持15～30 s（图5-3-6）。

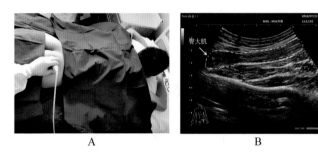

A   B

图5-3-5　超声引导下臀大肌触发点治疗探头摆放示意图

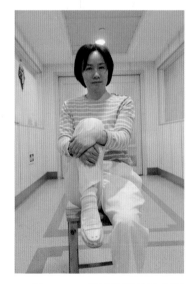

图5-3-6　臀大肌拉伸示意图

三　臀小肌

（一）解剖学基础

　　臀小肌位于臀中肌深面，其形态、起止、功能及血管神经分布都与臀中肌相同，常将其视为臀中肌的一部分。

1. 神经支配：臀小肌由臀上神经支配（L4、LS和S1）。

2. 功能：臀中肌和最小肌的前纤维起着大腿外展和股骨内旋的作用。臀小肌可作为下肢自由活动的动力稳定器，并可在髋部外展时收回髋关节囊。臀小肌纤维附着于髋关节上前囊，在行走过程中可减少股骨头的向外侧过度平移。臀小肌是髋关节外展和髋屈肌，也是髋关节内旋或外旋肌，取决于股骨相对于骨盆的位置。前纤维可产生内部旋转，后纤维可产生外部旋转。在髋关节屈曲90°时，所有纤维均产生内旋髋关节的作用，臀小肌也可将股骨头拉入髋臼以增加稳定性。

（二）临床表现

1. 引发的牵涉痛模式：臀小肌触发点导致的疼痛可能相当严重和持久（图5-3-7）。导致疼痛的触发点在臀部肌肉组织位置较深，且大部分牵涉痛位于远离臀小肌的部位，使之很容易忽

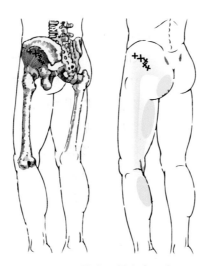

图5-3-7　臀小肌触发点示意图

视这种肌肉作为症状的来源。臀小肌前侧和后侧的触发点导致疼痛分别向下放射至下肢的侧方和后方，下肢感觉不良和感觉障碍常伴随着臀小肌触发点的牵涉痛模式。臀小肌触发点还可导致臀部下外侧、大腿和膝关节外侧、小腿腓侧以及远端脚踝疼痛；臀小肌后侧触发点可引起臀部大部分、大腿以及小腿后侧方疼痛。

2. 症状：臀小肌触发点的患者可能会出现明显的髋部疼痛，行走时可能会有跛行，这会导致疼痛的步态，并难以承受患侧的负重。由臀小肌触发点引起的症状可能是持续和痛苦的。患者因为不适而在夜间保持清醒，夜间发生患侧卧位时可出现剧烈疼痛，患者可能找不到舒适的伸展运动或减轻疼痛的姿势，既不能舒服地躺下，也不能正常行走。咳嗽和打喷嚏通常不会加重臀小肌触发点的症状。与臀中肌一样，臀小肌触发点患者通常在长时间站立时会感到疼痛。

（三）触发点的定位

臀小肌的触发点位于臀大肌、臀中肌或阔筋膜张肌的深处，使它们难以触诊。如果表浅的肌肉放松了，有时医生可以摸到臀部深处的一些触发点。通常情况下，不太可能触诊，但可清晰地定位触发点的压痛区。偶尔，它可以用触诊模拟牵涉痛模式，但很多时候只有用针刺激才能诱发疼痛。臀小肌可以在患者仰卧位时触诊。临床医生可以用深平滑触诊来评估臀小肌触发点，触诊臀小肌前方纤维来确定触发点。先从阔筋膜张肌前方然后是该肌肉后方、远离髂前上棘的水平进行触诊。

（四）超声引导操作

见图5-3-8。

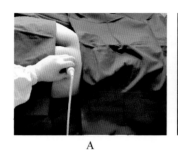
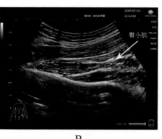

A   B

图5-3-8　超声引导下臀小肌触发点治疗探头摆放示意图（A、B）

（五）纠正措施

同臀中肌。

四　梨状肌

（一）解剖学基础

梨状肌是髋肌后群肌之一，部分位于盆内，在髋关节囊后方、臀区中部，位置较深，与臀中肌处于同一平面。梨状肌位于骶骨前面、小骨盆后壁，起于S2～S5前侧面，肌腹穿出坐骨大孔，止于股骨大转子内侧面，因而将坐骨大孔分为梨状肌上孔和梨状肌下孔。上、下孔各有许多重要的神经和血管通过。此肌与其他肌共同作用可外旋大腿。

1. 神经支配：梨状肌通常由L5、S1和S2神经支配，它们从骶前孔穿出，但只有一根神经支配梨状肌。所有神经（除支配梨状肌和闭孔外肌的神经）以及梨状肌在走行坐骨大孔时，都可能发生卡压。

2. 功能：梨状肌主要是当髋关节处于中位或伸展位时的外旋肌。它也被认为是次髋关节外展肌，当髋关节屈曲90°时也能外展大腿，该功能随着髋关节的活动度增加而增加。在负重活动中，通常需要梨状肌来抑制大腿强劲而快速地内旋，尤其是在行走和跑步的开始阶段。梨状肌也被认为是稳定髋关节和协助稳定髋臼内的股骨头。

（二）临床表现

1. 引发的牵涉痛模式：梨状肌触发点常导致骨盆和髋部复杂的肌筋膜疼痛综合征（图5-3-9）。梨状肌的肌筋膜综合征有时可能与梨状肌疼痛综合征存在相似体征和症状。梨状肌触发点引起的牵涉痛主要是指骶髂区和臀部的疼痛，主要位于髋关节后部上方的臀部区。疼痛也可以延伸到大腿后部近端的2/3。但是，外旋邻近肌肉触发点引起的牵涉痛可能很难区分起源于梨状肌触发点的疼痛。

2. 症状：梨状肌的肌筋膜综合征与梨状肌疼痛综合征疼痛不同，但可以同时发生。深髋关节外旋时诱发的触发点牵涉痛和损伤患者通常会报告臀肌处的疼痛，但也可描述下腰部、腹股

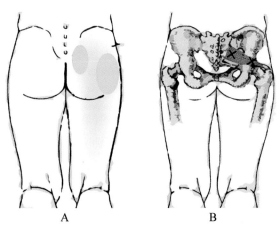

A   B

图5-3-9　梨状肌触发点示意图

沟、会阴、髋关节的疼痛，并可一直延伸到大腿后部出现剧烈疼痛。其疼痛可于坐位，长时间屈髋、内收、内旋活动后加重。

（三）触发点的定位

梨状肌的位置是通过从大转子的上界画一条线，通过骶髂关节端来确定的。平滑触诊，手放在髋关节外部，通过松弛的臀大肌识别右侧梨状肌中的触发点。当臀大肌放松，大转子可通过深部触诊定位，手放在外侧，显示潜在的骨性突出，坐骨神经大孔外侧边缘为骶骨。

交叉扁平触诊是用来定位触发点在梨状肌。紧张的梨状肌的轮廓有时可以沿着梨状肌线和肌肉感觉到，整个梨状肌可出现明显压痛。如果向头端触诊过远，将触诊至臀大肌深处，则指臀中肌和臀小肌，而不是梨状肌。

（四）超声引导操作

见图5-3-10。

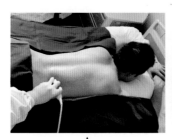

图5-3-10　超声引导下梨状肌触发点治疗探头摆放示意图

（五）纠正措施

同臀中肌。

第六章

下　肢

第一节　大　腿

一　股四头肌

（一）介绍

大腿前群肌肉被称为"股四头肌"。包括股直肌、股外侧肌、股内侧肌和股中间肌。股四头肌合并成一个共同的肌腱，汇合到髌骨，然后连接到胫骨粗隆，起到伸膝作用。其中的股直肌除了具有伸展膝关节的作用，同时帮助髋关节屈曲。缝匠肌也位于大腿前侧，有助于髋关节屈曲、外展、外旋以及膝关节屈曲。股四头肌和缝匠肌的触发点可将疼痛传导至大腿前方、外侧、膝盖内侧、外侧和后方。股四头肌功能下降的患者在行走或下楼梯时可能导致膝盖难以伸展。当患者被诊断为L4型神经根疼痛或神经根病、髌骨关节疼痛综合征、膝关节骨性关节炎、髂胫束综合征、髌腱炎或大转子滑囊炎时，疼痛科医生诊疗过程中应同时考虑这些肌肉中的触发点。可采用相关肌肉触发点针刺与肌肉拉伸，来改善肌肉过度使用引起的疼痛。

（二）解剖

1. 股直肌：股直肌位于股内侧肌和股外侧肌之间，覆盖股中间肌。上端由两根肌腱组成，一根起自髂前下棘，另一根起自髋臼后缘上方；下行插入髌骨近端边缘并通过髌韧带附着于胫骨粗隆。在近端，股直肌被缝匠肌覆盖在髂前下棘之下。

2. 股中间肌：股中间肌位于股直肌和股外侧肌的深处。它起源于股骨干上2/3的前外侧表面和外侧表面以及外侧肌间隔的远端。下行至髌骨的外侧边界，胫骨的外侧髁并通过髌韧带附着于胫骨结节。股中间肌在内侧与股内侧肌明显分离，但在外侧，股中间肌纤维与股外侧肌纤维合并。

3. 股内侧肌：股内侧肌起源于粗隆间线的远端、粗线的内侧唇和股骨髁上内侧线的上半部分。股内侧肌与股四头肌腱腱膜相连，与股中间肌相连，其纤维环绕股骨，与股骨后附件成前后角。股内侧肌走行于髌骨内侧缘并通过髌韧带附着于胫骨结节。股内侧肌还通过肌肉嵌入髌骨内侧支持带加强膝关节囊，胫骨内侧为终止点。股内侧肌的远端纤维在髌骨区域有明显的成角，可以通过纤维方向和筋膜与股内侧肌的其余部分明显分离。这些远端成角的纤维通常主要附着在大收肌上，部分附着在内收肌以及内侧肌间隔。这些斜向的纤维通常被称为股内侧斜肌。事实上，这些纤维随着年龄的增长和膝关节退变发生显著变化。

4. 股外侧肌：股外侧肌是股四头肌群中最大的组成部分。起自股骨粗线外侧唇及大转子，与其余三头向下形成一个腱包绕髌骨前面及两侧，向下延伸为髌韧带，止于胫骨粗隆。一些纤维也起源于臀大肌肌腱以及股外侧肌与股二头肌短头之间的外侧肌间隔。

5. 神经支配及血管分布：股四头肌群的所有肌肉，都由L2、L3和L4脊神经纤维组成的股神经支配。股神经的主干位于股内侧肌的中部，然后分成多个分支进入肌的远端斜纤维。股四头肌受股深动脉发出的旋股内侧动脉和旋股外侧动脉供应。股内侧肌直接接受来自股浅动脉的血管供应。

6. 功能：在运动功能中，股四头肌作为膝关节的主要伸肌。股直肌也可以屈曲髋部。研究发现，股直肌的近端纤维可以独立于远端纤维被激活。因此，运动环境的变化可以让纤维之间的活化顺序发生方向改变（从近端到远端，或相反）。总的来说，股内侧肌、股外侧肌和股中间肌对剧烈运动同时做出反应；然而，股直肌的作用取决于髋关节的需求。股四头肌群的4块主要肌肉在缓慢增加膝关节伸展力至最大时，以不同的方式相互平衡。股内侧肌和股外侧肌之间的髌骨张力平衡，维持髌骨的正常位置和移动。在负重姿势中，股四头肌群的功能与蹲姿、站姿、坐姿和下楼梯一样，控制躯干伸展和膝关节屈曲。然而，股四头肌在静态站立时并不活跃。步态时，脚跟着地后股四头肌立即活动；在负重时控制膝关节屈曲，在伸直时保持脚趾稳定。股四头肌群在早期摆动阶段不活跃于腿部的伸展，但在摆动阶段的最后阶段活跃，为负重做准备。在某些情况下，例如脚底屈肌功能明显丧失、背部负重、行走速度增加、穿高跟鞋时，站立阶段股四头肌活动延长或增加（或两者兼有）。股四头肌在坐起和上楼梯时也起着重要作用。

（三）引发的牵涉痛模式

股四头肌群的4块主要肌肉都涉及大腿和膝盖区域的疼痛。股直肌和股内侧肌触发点可引起膝关节前内侧疼痛；而股直肌触发点引起的疼痛比来自股内侧肌或股外侧肌的疼痛更容易在膝关节深处感觉到。股外侧肌的触发点引起髋关节、大腿外侧和膝关节后外侧疼痛。

1. 股直肌触发点：股直肌触发点引起的疼痛容易被忽视（图6-1-1）。这块肌肉很少在日常活动中得到充分的伸展。股直肌涉及髋膝双关节，因为触发点通常是近端识别，于髂前下棘下方。然而，疼痛通常发生在髌骨内及周围的膝关节前部，有时也发生在膝关节深处。往往在夜间膝关节前方大腿远端常有严重的深部疼痛。通常无法找到一个缓解疼痛的位置或运动，部分患者充分拉伸股直肌后，疼痛可明显缓解。触发点偶尔出现在股直肌远端髌骨近端，可将疼痛传导至膝关节深处。

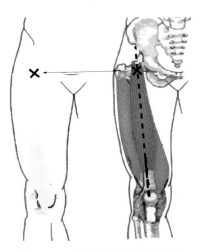

图6-1-1 股直肌触发点示意图

2. 股中间肌触发点：股中间肌的触发点无法直接触摸到，因为它处于股直肌下方（图6-1-2）。来自这些触发点的疼痛几乎延伸到大腿前部的膝关节，但在大腿中部最为剧烈。股中间肌

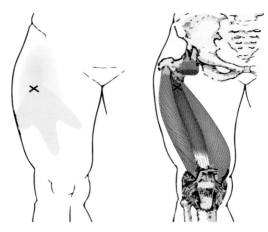

图6-1-2　股中间肌触发点示意图

的触发点可能指的是前外侧延伸至大腿上部的疼痛和压痛。

3. 股内侧肌触发点：股内侧肌的触发点通常位于肌肉的远端，并将疼痛转移到膝关节前区。股内侧肌近端触发点通常是指膝关节前内侧和大腿下侧呈线性分布的疼痛。但是，股内侧肌触发点也容易被忽略，因为绷紧的肌纤维只对膝关节屈曲的活动范围有很小影响，可能不会产生剧烈的疼痛。一般情况下，股内侧肌触发点在急性疼痛期后更容易产生运动功能障碍（抑制无力）。触发点引起的肌肉疼痛可导致膝关节突然屈曲，导致摔倒。股内侧肌触发点常见于成人和儿童。

4. 股外侧肌触发点：股外侧肌的特点是在大腿外侧形成多个触发点。该肌肉是股四头肌群中最大的一块。该肌肉中的触发点可指大腿外侧和膝关节后外侧的整个长度的疼痛。偶尔，牵涉到的大腿外侧，疼痛延伸至骨盆嵴。这种肌肉的浅触发点可能有局部疼痛表现，而位于肌肉深处的触发点通常会在大腿产生广泛的疼痛。当股外侧肌触发点将疼痛和压痛转移到大腿近端区

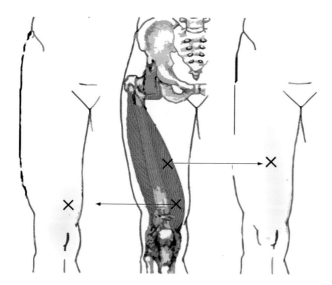

图6-1-3　股内侧肌触发点示意图

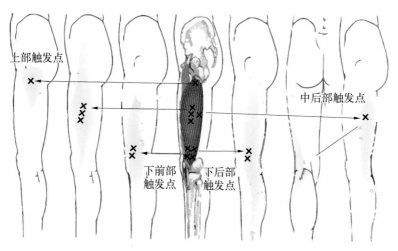

图6-1-4　股外侧肌触发点示意图

域时，患者可能无法躺在该侧。股外侧肌远端触发点的一个显著特征是除了髌骨外侧边缘疼痛外，还会有"髌骨黏滞"的感觉，这种疼痛有时会向上延伸至大腿外侧区域。触发点位于股外侧肌远端，也会引起髌骨外侧疼痛，但这些触发点更广泛地指大腿外侧的疼痛，有时也指小腿外侧的疼痛。触发点通常位于大腿中段后外侧，指的是贯穿大腿后外侧区域的疼痛，包括腘窝外侧区域。股外侧肌近端区域的触发点仅指其邻近区域的疼痛和压痛。

（四）临床症状

股直肌触发点往往引起膝关节前方和大腿疼痛，会影响患者睡眠。通常情况下，这些患者睡觉时股直肌处于最大缩短的位置，膝关节伸展，侧卧时臀部轻微弯曲。臀部伸肌充分伸展，膝关节屈曲，疼痛可得到缓解。股直肌功能下降可导致患者在下楼梯时膝关节活动困难或无力。

股中间肌疼痛患者很难主动完全伸直膝关节，尤其是久坐后，很难爬楼梯或从坐到站。一般来说，患者会主诉膝关节运动时疼痛增加，而不是在休息时疼痛。

当患者股内侧肌有触发点时，可表现为膝关节深处疼痛。有时被误认为膝关节炎。随着时间的推移，相关的膝关节疼痛会逐渐减轻，患者反而会经历股四头肌功能的间歇性抑制，从而导致行走时膝关节意外屈曲（抑制无力），发生摔倒。

股外侧肌存在触发点时，行走过程中会出现沿着大腿外侧延伸，直至膝盖的疼痛。患者可能主诉难以侧卧，影响睡眠；也可能表现为膝关节"僵硬"，因为股外侧肌远端触发点也可以减少髌骨的活动。髌骨活动度的降低可能会在长时间坐着或固定后造成屈曲和膝关节伸展的困难。不同于其他四头肌触发点，也可以将疼痛传导到膝关节后部。通常情况下，当患者出现大转子滑囊炎或髂胫束综合征的症状时，不应遗漏股外侧肌触发点的检查。

（五）触发点的定位和超声引导操作

大多数个体中，股内侧肌和股直肌的内侧边缘之间可触及间隙。股直肌的外侧边界通常于大腿前外侧并可触及。

1. 患者取仰卧位，下肢处于中立位，暴露患肢。使用高频线阵探头（图6-1-5）。

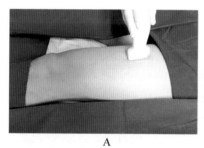 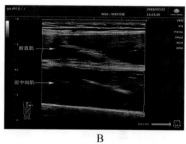

图6-1-5　超声引导下股直肌与股中间肌触发点治疗探头摆放示意图（A、B）

采用长轴平面内技术，股直肌的触发点一般位于近端，靠近髂前下棘；也可以在股直肌的远端找到触发点，在髌骨上缘以上不少于10 cm。

股中间肌位于股直肌深部。

2. 患者取仰卧位，下肢处于中立位，暴露患肢。使用高频线阵探头（图6-1-6）。

采用长轴平面内技术，对于股内侧肌，患者仰卧，将患肢适当外展与膝关节屈曲，膝下可垫块枕头。触发点通常位于肌肉内侧缘。

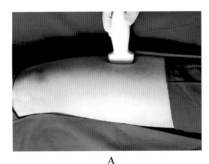 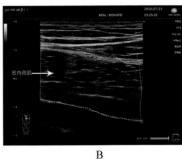

图6-1-6　超声引导下股内侧肌触发点治疗探头摆放示意图（A、B）

3. 患者取仰卧位，下肢处于中立位，暴露患肢。使用高频线阵探头。

采用长轴平面内技术，检查股外侧肌时，患者采用仰卧位，保持髋关节中立，膝盖微屈。

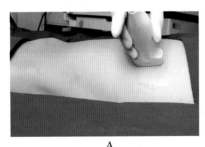 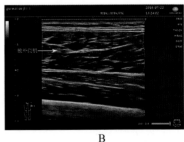

图6-1-7　超声引导下股外侧肌触发点治疗探头摆放示意图（A、B）

（六）纠正措施

左手放在椅子后背或其他支持物上。向右侧屈上半身，用右手抓着右踝部，后背，左膝和左侧髋关节伸直。右侧大腿尽量向后移动使右侧髋关节伸直，后背不要前屈。朝着臀部牵拉右脚，以致感到右侧大腿前方的肌肉被拉伸（图6-1-8）。

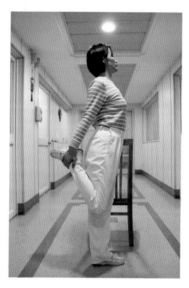

图6-1-8　起始位置及拉伸示意图

二 阔筋膜张肌

（一）介绍

阔筋膜张肌是一种浅表肌肉，在单侧站立时与臀中肌和臀小肌共同作用以稳定骨盆。它是最小的髋外展肌，有助于髋关节弯曲和内旋。阔筋膜张肌的触发点引起大腿外侧疼痛，通常被误认为是粗隆滑囊炎的症状。在鉴别诊断中应考虑髂胫束综合征，此外还应考虑对臀小肌的鉴别诊断。纠正措施包括姿势建议（尤其是坐着和睡觉），在行走和跑步活动中最大限度地提高效率，释放自我压力和伸展。

（二）解剖

阔筋膜张肌起源于髂嵴外唇前部、髂前上棘外侧面和阔筋膜深层，位于臀中肌和缝匠肌之间。在近端，阔筋膜张肌插入筋膜，浅于臀中肌。它下降并附着在髂胫束的两层上。

1. 神经支配和血管：阔筋膜张肌由臀上神经支配，由L4、L5、S1脊神经衍生。肌肉从股外侧回旋动脉的一个大的上升支接受血管供应。肌肉的上部从臀上动脉接收供血。

2. 功能：阔筋膜张肌有助于髋关节的弯曲、外展和内旋。它被认为是与臀中肌和臀小肌共同作用的髋外展肌；但是，它只占髋外展肌总横截面积的11%。最后外侧的纤维也参与了当髋关节内旋时使膝关节完全伸展的动作。

与其他下肢肌肉一样，阔筋膜张肌在步态的站姿起作用，更具体地说是在站姿中间，主要作用于臀中肌和臀小肌，以控制骨盆的前平面运动。在步态中，前内侧纤维在摆臂（中摆）最活跃，后外侧纤维在摆臂最活跃。后外侧纤维帮助臀中肌和臀小肌稳定骨盆，抵消对侧骨盆在站姿中下降的趋势。最后外侧的纤维也参与稳定膝关节。

后外侧纤维在慢跑、跑步、冲刺、登上平台和爬梯子时也在脚跟着地时活跃。活动越剧烈，肌肉收缩越剧烈。在自行车运动中，当踏板从水平位置向上移动到行程顶端时，髋关节屈肌开始活动，这部分肌肉在这段时间内处于肌电活动状态。

（三）引发的牵涉痛模式

在阔筋膜张肌中有触发点的患者常描述臀部J点区域疼痛，

该区域沿大腿前外侧向下延伸，偶尔延伸至膝盖（图6-1-9）。术语"假转子滑囊炎"通常适用于由阔筋膜张肌活动性触发点产生的疼痛。髋关节运动时疼痛更严重。

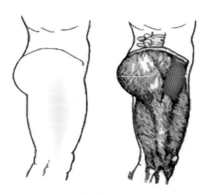

图6-1-9 阔筋膜张肌触发点示意图

（四）临床症状

通常，在阔筋膜张肌中有触发点的患者会报告长期坐姿耐受性差，尤其是髋部弯曲90°或更大的。长时间坐着后，他们也可能会报告从坐着过渡到站着时的疼痛。这些患者通常不能舒服地躺在受影响的一侧，因为股骨大转子上的参考压痛区域以及直接在触发点上受到压力。由于阔筋膜张肌的伸展时间过长，他们有时无法在膝盖之间没有枕头的情况下躺在另一侧。

长距离跑步者可能会报告功能受限，因为跑步过程中增加了对阔筋膜张肌的负荷，从而增加了大腿区域的疼痛。

（五）触发点的定位和超声引导操作

患者取仰卧位，下肢处于中立位，暴露患肢。使用高频线阵探头。采用长轴平面内技术，将探头置于大腿外侧股骨大转子

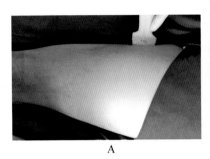
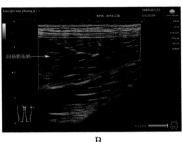

A   B

图 6-1-10　超声引导下阔筋膜张肌触发点治疗探头摆放示意图（A、B）

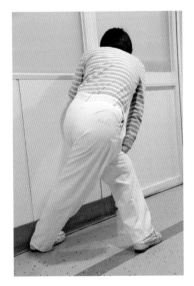

上部（图 6-1-10）。

（六）纠正措施

左腿交叉放于右腿前方，右手扶着左大腿外侧。保持背伸，左髋关节降低，使右侧髋关节向墙壁接近，感到右侧髋关节的外侧肌肉被拉伸（图 6-1-11）。

图 6-1-11　起始位置及拉伸示意图

三 大腿后侧肌群

（一）介绍

大腿后侧的肌肉包括半腱肌，半膜肌和股二头肌，跨越髋关节和膝关节，有助于髋关节伸展和膝关节弯曲。这些肌肉中的触发点称为广泛的大腿后部和/或膝关节疼痛。这些触发点可在静态中被激活，尤其是长时间坐着，臀部和膝盖弯曲。篮球和足球等运动会使腿筋肌肉负担过重，因为需要同时进行髋关节弯曲和膝关节伸展。鉴别诊断应包括肌腱拉伤、近端肌腱肌病、腰骶神经根痛或神经根病变、坐骨滑囊炎和鹅绒膜滑囊炎。纠正措施应包括改善坐姿、步态力学、自我压力释放和自我伸展技术。

（二）解剖

1. 半腱肌：半腱肌由股二头肌长头的普通肌腱起源于坐骨结节后侧面近端。半腱肌的腹部在大腿中部以下变为腱状，并向远端，浅于半膜肌。它的肌腱曲线绕着胫骨内侧髁的后内侧面向胫骨浅部传递。鹅绒膜囊将鹅绒膜囊的3个肌腱与膝关节胫骨副韧带分离。与其他肌腱肌肉相比，这种远端附着倾向于远离膝关节旋转轴。这使得半腱肌在膝关节部分弯曲后能够有力地弯曲膝关节。当你将膝盖弯曲成直角，收缩腿筋肌肉，触摸半腱肌腱的相对突起时，这种杠杆作用就变得明显了。此外，在远端附着处，有与股薄肌肌腱、腿部深筋膜和腓肠肌内侧头的交融。这些与半腱肌的多个筋膜外连接在手术中获取肌腱进行移植时可能会造成困难，但它会增加其对膝关节的功能影响。

2. 半膜肌：相对较宽的半膜肌起源于坐骨结节的近侧后部，和半腱肌及股二头肌的共同肌腱的外侧和深部。这种解剖布局将半膜肌深置于大腿后室内侧的半腱肌。斜向的半膜肌纤维形成一个短而厚的肌腹，大部分位于大腿远端。在远端，半膜肌的内侧筋膜变为腱状，并在膝关节水平分为多个部分。主要位于胫骨内侧髁后内侧面，关节囊下方。其他附着部位包括多处筋膜滑向胫骨内侧，立即深入胫骨副韧带；到腘肌筋膜的纤维扩张；以及一个强筋膜扩张，其斜向高于股骨髁间线和外侧股骨髁，形成斜肌。一个重要的囊位于半膜和腓肠肌内侧头之间，并有一个次级囊将半膜肌与膝关节分离。

3. 股二头肌：股二头肌位于大腿后外侧，由长头和短头组成。长头穿过髋关节和膝关节，而短头只穿过膝关节。

股二头肌的长头起源于坐骨结节后侧面的近端，位于半腱肌的普通肌腱和骶骨结节韧带的下部。股二头肌的上囊经常将这一共同肌腱与半膜肌的深层肌腱分开。股二头肌的短头起源于大内收肌和股外侧肌之间，从臀大肌近端沿外侧髁上线延伸到股外侧髁的正上方。在远端，短头与长头连接在一个共同的肌腱中，插入腓骨头部的后外侧面。股二头肌也与腓侧副韧带和胫骨外侧髁相连。股二头肌短头存在解剖变异，可发生缺如。整个大腿后部，坐骨神经深入到腿筋肌肉。在大腿上部，它位于臀大肌和股二头肌长头外侧，靠在内收肌上。当它从大腿的上半部分下降时，神经从外侧到内侧穿过股二头肌的长头。在大腿中部，神经位于股二头肌深部，与半膜肌之间，仍位于内收肌大肌上，在大腿远端，坐骨神经的胫腓支位于半膜肌与股二头肌长头肌腱之间。

4. 神经支配及血管分布：股二头肌，半腱肌、半膜肌由坐骨神经胫骨部分的分支供应，该胫骨部分含有 L5、S1、S2 神经根的纤维。股二头肌的短头由坐骨神经腓总分叉处的分支供应，腓总分叉处也接受来自 L5、S1、S2 神经的纤维。半腱肌和股二头肌由内侧旋股动脉向上供应。每个肌腱在坐骨结节处可能接受来自臀下动脉的一些辅助血管供应。远端，在胫骨附件处，可能有来自上外侧和内侧膝关节或腘动脉的副血管形成。

5. 功能：当下肢可以自由活动时，半腱肌、半膜肌和股二头肌长头主要充当髋伸肌和膝屈肌。肌腱提供30% ~ 50%的髋伸肌力量，在站立和向前弯曲时，它们控制髋关节的弯曲。所有的腿筋肌肉都与膝关节的弯曲有关。内侧肌腱肌肉（半腱肌和半膜肌）在髋关节伸展时协助大腿内侧旋转髋关节外侧旋转。当膝关节弯曲时，半腱肌和半膜肌也向内旋转腿，股二头肌的两个头向外旋转腿。股二头肌的短头主要是膝关节的屈肌。

肌腱肌肉也为膝关节提供了动态稳定性，因为它们的远端内侧和外侧附着在膝关节上。这一功能由对腘肌的解剖以及作为肌腱肌肉运动支撑的三层支持。肌腱肌肉也对股骨胫骨的前滑向产生积极的阻力，为前交叉韧带提供动态支撑。

（三）引发的牵涉痛模式

半腱肌和半膜肌中提到的牵涉痛模式通常向上延伸到坐骨结节和臀褶。提到的疼痛也可以向下延伸到大腿内侧后段、膝盖后侧，偶尔也延伸到小腿内侧，通常较不常见的是其他腿筋肌肉的尖锐度。

从股二头肌或股二头肌的任一或两个头的牵涉痛所指的疼痛模式通常向远端延伸至后外侧膝关节。

（四）临床症状

肌腱肌肉中有牵涉痛的患者会报告臀部靠近臀褶和坐骨结节、大腿后部和/或膝盖疼痛，尤其是步行或跑步时。一些作者称这些症状为"腿筋综合征"，患者也可以报告坐着时臀部、大腿上部和膝盖后部的疼痛，这是由于触发点的压力，尤其是坐在坚硬的表面上。他们还可能报告说，从坐姿上升时疼痛加剧，特别是当他们交叉膝盖坐着时。因为疼痛，他们可能会用胳膊把自己从椅子上推起来。

患者还可能报告一种不安或中断的睡眠模式，这通常是由于股二头肌中的牵涉痛所致。股二头肌的疼痛和症状通常位于膝关节的后外侧，疼痛可以集中在腓骨头部的附着处。患者还可以在大腿后部经历广泛的症状和疼痛，这可能导致"坐骨神经痛"。即使患者可能经历了导致肌腱拉伤的创伤性损伤，也有必要检查牵涉痛，以帮助控制相关牵涉痛引起的症状。

（五）触发点的定位和超声引导操作

患者取俯卧位，下肢处于中立位，暴露患肢。使用高频线阵探头。采用长轴平面内技术，将探头置于大腿后侧正中中段，观察到股二头肌后，探头向大腿后部内侧平行移动，分别可观察到半膜肌与半腱肌（图6-1-12～图6-1-14）。

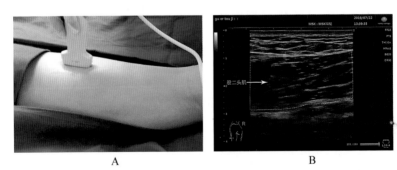

A   B

图6-1-12　超声引导下股二头肌触发点治疗探头摆放示意图（A、B）

（六）纠正措施

1. 起始姿势：拉伸侧下肢放置于窗台或板凳，支撑侧左腿

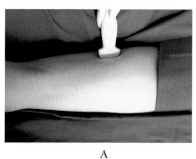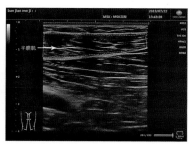

A B

图6-1-13 超声引导下半膜肌触发点治疗探头摆放示意图（A、B）

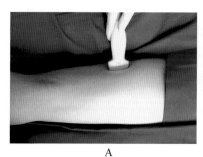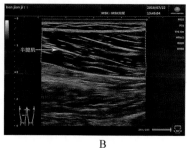

A B

图6-1-14 超声引导下半腱肌触发点治疗探头摆放示意图（A、B）

保持站立（图6-1-15）。

2. 拉伸：向前屈曲躯干，感受到右大腿后方的牵拉感即可，保持最后拉伸的动作15 s到1 min，甚至更长时间。

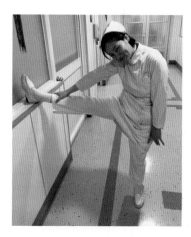

图6-1-15 起始位置及拉伸示意图

第二节 小　　腿

一 腘肌

（一）介绍

腘肌是一种深部的三角肌，位于股骨外侧髁附近，胫骨内侧后面。腘肌的主要功能是屈膝关节并使小腿旋内，可以防止人蹲下时股骨在胫骨上向前移位，并将重量放在弯曲的膝盖上。腘肌触发点引起的疼痛通常集中在靠近触发点位置的膝盖后部。症状主要表现在蹲、跑、走下坡、下楼以及久坐后站起来。腘肌筋膜疼痛综合征很容易被误诊为腘肌腱病变。其他相似的诊断包括腘窝囊肿、膝关节前后侧不稳定和腘肌腱撕裂。在触发点检查中，腘肌最容易接近其肌肉腹部的下（内侧）和上（外侧）端。当人踢足球、跑步、扭动或滑梯时，腘肌中的触发点可能会被激活，并可能因膝关节状况而永久存在；通过股二头肌、腓肠肌和股外侧肌中的相关触发点，或通过足部过度内旋而永久存在。治疗腘肌触发点的纠正措施主要为静态拉伸运动。

（二）解剖

腘肌是一种薄而扁平的肌肉，形状为钝角三角形，构成膝盖后面的腘窝下部，它由一个强壮的肌腱（插入股骨外侧髁外侧的凹陷处）从近侧和外侧部开始。附着于股骨外侧上髁外侧副韧带近端附着处。腘肌是唯一在膝关节囊后附着的肌肉。腘肌腱在外侧副韧带和股二头肌肌腱下方后下横穿膝关节，然后穿过腘裂孔，由弓形腘韧带产生的胶原纤维、与外侧半月板相邻的纤维囊和外侧半月板连接。半月板边缘，在膝盖后外侧部分，腘肌通过一个短而结实的结构与腓骨形成了另一个重要的连接，这个结构被称为腘腓韧带。它是膝关节强直侧位稳定器之一，呈倒Y形，前支源于腓骨头的前侧面，后支源于腓骨头的后侧面。两者都直接插入到腘肌的肌腱和腘束。

肌纤维从肌腱的下极处扩张，形成一个三角形肌肉，向远端和内侧下降，插入胫骨后表面上底线上方三角形区域的2/3的内侧，并进入覆盖其表面的腱状扩张。

腘腓韧带是膝关节后外侧角最重要的稳定器。它可以防止股骨胫骨后移、内翻成角和外旋。腘囊是膝关节滑膜的关节外延伸。囊的过程从腘裂孔沿着腘肌腱的近端延伸，以便将该肌腱与腓骨头上方股骨外侧髁分离。

腘肌类似于前臂旋前肌的深部，很少缺失。腘窝复合体有几种解剖变异，如内侧部分的变异和肌肉的腱膜延伸。腘肌还可能出现分叉或三束形态。此外，还发现腘小肌，位于腘肌上方的一块小肌肉，从胫骨外侧髁的后表面延伸至足底肌内侧。从腓骨头内侧到腓骨线上端，位于腓骨肌下方的腓骨斜韧带和腓骨肌。

1. 神经支配及血管分布：腘肌由L4、L5和S1脊神经产生的神经支配。这些分支斜向下穿过腘血管，缠绕在肌肉的远端边界，并通过其前表面进入。神经入口位于腓骨头下方约3 cm处，这些神经分支进一步分为左、右和前分支，以调节肌肉的不同部位。

膝关节下内侧和外侧动脉（起源于腓肠肌深部的膝关节动脉的2个分支）为腘肌供血。膝外侧下动脉的走行位于弓状韧带的表面、穿过或下方，肌肉可能有来自胫骨营养动脉、胫骨后动脉近端和胫骨后返动脉的额外供应。

2. 功能：当大腿固定且腿可以自由移动时，如坐立时，腘肌使胫骨在股骨内旋转；当胫骨固定时，如站立时，腘肌能够使胫骨外旋转，从而在屈膝运动开始时"解锁膝关节"。这种肌肉也可以作为膝关节的动力稳定器。它作为一种稳定剂的作用可能与在肌腱处存在高密度的感受器有关。腘肌和股四头肌的收缩有助于后交叉韧带防止膝关节股骨前脱位，并作为动态膝关节引导。

（三）引发的牵涉痛模式

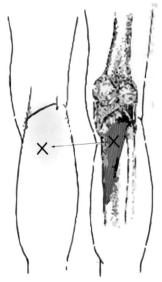

图6-2-1　腘肌触发点示意图

腘肌的触发点主要指膝关节背部疼痛，包括胫骨后内侧和内侧，以及延伸至鹅定区（图6-2-1）。

患者很少报告仅仅由于腘肌的触发点引起的膝盖疼痛。最初，膝关节疼痛是来自其他肌肉的触发点，如腓肠肌或股二头肌。在第一次检查中，后者似乎解释了患者的疼痛原因，但是在这些肌肉中的触发点失活后，患者会更加意识到膝盖后部的疼痛，然后检查确定其起源于腘肌。膝关节后部感觉到的深度疼痛可以提醒临床医师从一开始就检查腘肌中的触发点。

（四）临床症状

膝关节酸痛患者的主要报告是蹲下、跑步或走路时膝盖后部疼痛，尤其是下楼、下坡或穿高跟鞋时。腘肌中的触发点可能会产生僵硬，这可能会使早上起床或长时间坐着后站起来时疼痛和难以伸展膝盖。腘肌牵涉痛患者很少报告夜间膝盖疼痛，并且经常不知道他们的范围相对轻微减小。膝关节运动或胫骨内旋无力。

（五）触发点的定位和超声引导操作

患者取俯卧位，下肢处于中立位，暴露患肢腘窝。使用高频线阵探头。采用长轴平面内技术，将探头置于腘窝处，由外上向内下走行，寻找腘动脉，跨越腘肌。

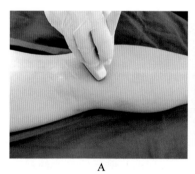
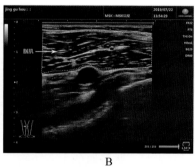

图6-2-2　超声引导下腘肌触发点治疗探头摆放示意图（A、B）

（六）纠正措施

右腿交叉放在左脚的前方，使右侧小腿在左膝的下方抵抗胫部。伸直右膝已达到极限。左膝伸直压着右膝，并向后，以致感到右膝的后侧被拉伸。不要让左脚在地板上滑动（图6-2-3）。

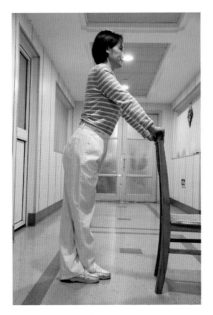

图6-2-3　起始位置及拉伸示意图

二　腓肠肌

（一）介绍

腓肠肌是一种双羽肌位于小腿后部，与比目鱼肌一起组成小腿三头肌。腓肠肌的主要功能是踝关节屈曲。腓肠肌产生快速动态的力量活动，如跳跃和跑的运动中高度激活2型快肌纤维。触发点通常在内侧或外侧肌腹中间部分被识别。腓肠肌中的触发点可以将疼痛牵涉向近端膝盖或远端足部。症状反应表现为走路会加剧，特别是上坡，并且会导致夜间小腿痉挛。夜间小腿痉挛被描述为来自突然，不自主收缩睡觉腓肠肌中触发点的症状包括后膝或小腿疼痛和运动范围限制单腿下蹲时膝盖和脚踝疼痛。鉴别诊断应包括评估膝关节韧带损伤，腘肌的肌肉拉伤，常见的腓骨肌神经损伤，半月板或骨折，Baker 或神经节囊肿，神经血管损伤，或来自腰椎的 S1 神经根病。纠正的行动包括姿势教育，特别是睡觉和坐着体位，和自我拉伸运动。

（二）解剖

腓肠肌包括内侧头和外侧头，并且是小腿后侧中最浅表的肌肉。内侧头起于股骨的掌面，位于内侧髁上线后面，以及股骨内收肌结节的后方。外侧头起于外侧股骨髁的后外侧和髁上的下方线。几项尸体和人体研究报道了内侧头和外侧头腓肠肌的结构特征之间的差异。例如，内侧头的肌肉腹部是一个单瓣的结构，比外侧头大，具有一个双螺旋结构。腓肠肌的内侧和外侧头穿过胫股关节，来自膝关节后囊的纤维与两侧头融合，同时腘窝韧带与腓肠肌外侧头融合。腓肠肌的内侧头和外侧头向下延伸，内侧头肌纤维向外侧延伸，直到它们融合成一种广泛的腱膜，反过来又和比目鱼肌融合在一起形成跟骨（跟腱）穿过踝关节和距下关节。跟腱延伸入跟骨后表面的跟骨结节。小腿三头肌的每个肌肉的汇合形成跟腱是不均匀的，最大的成分来自外侧腓肠肌（44.4%），其次是比目鱼肌（27.9%）和内侧腓肠肌（27.7%）。

1. 神经支配及血管分布：腓肠肌受胫神经支配。来自的神经腰骶丛的 S1 和 S2 神经根。胫神经分支于坐骨神经的后面大腿向下穿过腘窝进入后部腿的隔层。胫神经支配表面和腿后部的深层肌肉。胫神经远端继续穿过腿部和趾屈肌与跗屈肌之间的距离胫骨内踝后的长肌腱。腓肠神经是一种皮神经，由腓肠神经的分支组成胫骨和腓骨神经，在外侧跟腱在腿的后外侧间室腓肠神经大约穿过跟腱。腓肠神经穿过跟腱约3.5 cm远至肌腱交界处，距跟骨结节近11 cm。腓肠神经的形成和解剖变异在一般人群中很常见。腓肠肌内侧头和外侧头的动脉供应，远端进入肌腹跟随神经供应。内侧头和外侧头肌肉由单独的腓肠动脉供应从近端的腘动脉。腓肠动脉通常进入腓肠肌内侧头和外侧头在胫股关节线的水平。另外，内侧腓肠动脉在腓肠内侧有几个穿支。通过深筋膜到达血管下丛并滋养穿支皮瓣的肌肉。腓肠动脉供应腓肠肌内侧头进入胫腓关节线近端与腓骨；比较供应腓肠肌外侧头的动脉，通常进入胫腓关节远端的肌肉。近端和远端的动脉供应跟腱是由后部的循环分支提供的。胫骨动脉，肌腱中段接受腓动脉供血。胫后静脉和腓静脉分别与胫后动脉和腓动脉近端相连。

2. 功能：腓肠肌的主要功能是踝关节、足底屈伸和距下关节的旋后以及膝关节的屈伸，这取决于下肢是否处于负重位置。腓肠肌横穿膝关节，与股直肌共同构成膝关节周围肌肉组织总横截面积的98%。当下肢处于非承重位置时，腓肠肌可与跟腱肌一起作为膝关节屈肌。在负重状态下，当膝盖处于完全伸展状态时，腓肠肌会增加膝盖弯曲的扭矩。它可以防止由于关节囊与肌肉内侧头和外侧头之间的解剖连接而导致膝关节过度伸展和后囊过度紧张。当膝关节关节进入弯曲状态时，腓肠肌无法产生足够的力矩进入弯曲状态。股直肌和腓肠肌在负重位置协同作用，作为膝关节的动力稳定器。腓肠肌在步态的站姿和摆前阶段是活跃的。大多数作者认为，腓肠肌的作用是在步态的站姿阶段提供下肢的垂直支撑；然而，目前关于腓肠肌在步态的站姿中的推进作用存在争议。在步态周期的负荷反应接近结束时，腓肠肌提供膝关节的稳定性和支撑，以防止过度伸展。

腓肠肌和比目鱼肌也被认为是行走时距下关节和距骨腓肠肌关节的强伸展肌。

(三)引发的牵涉痛模式

在腓肠肌中有TrPs的个体可能出现后膝、小腿或足底脚跟疼痛。腓肠肌外侧头上的触发点可能指腓肠肌后部和外侧的疼痛。腓肠肌内侧头的触发点可将疼痛引向腿部的后内侧面和脚部的内侧纵弓，或可导致后腿疼痛性的肌肉痉挛（图6-2-4）。

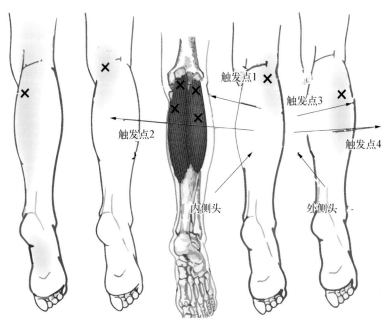

图6-2-4　腓肠肌触发点示意图

(四)临床症状

腓肠肌触发点患者主要报告位于内侧纵弓的疼痛，尤其是步行和爬楼梯时。患者可能会报告膝盖后部用力疼痛，如爬上陡坡、越过岩石或沿着倾斜表面（如海滩或半球形街道的侧面）行走时。腓肠肌触发点患者很少报告运动范围受限，即使经检测发现踝关节背屈受限。个体也可能会报告小腿或足底脚跟疼痛和夜间小腿痉挛。腓肠肌中存在潜在的触发点可导致小腿区域疼痛、非自愿的肌肉痉挛。肌肉痉挛可发生在怀孕、运动和睡眠期间的健康个体中。潜在的触发点更常见于腓肠肌内侧头，可导致夜间小腿痉挛，对睡眠质量产生负面影响。潜伏性触发点引起夜间小腿痉挛的病理生理学效应尚不清楚。

腓肠肌和比目鱼肌可以通过与跟腱融合的共同肌腱束在脚踝处产生互补的生物力学影响。在较年轻的成人中，超声研究表明跟腱浅部和深部的肌腱束独立滑动，允许从腓肠肌的作用向踝关节转移力量。在老年人中，跟腱内的血管间滑动量减少了41%，从而导致步态时踝关节的足底弯曲力矩减少，进而导致步态推脱阶段踝关节的峰值功率降低。

三　比目鱼肌

（一）介绍

比目鱼肌与腓肠肌一起位于腿部后部浅层。比目鱼肌的主要功能是踝关节的跖屈、距下关节的倒置和姿势控制。它也是下肢肌肉静脉泵的重要组成部分。比目鱼肌中的触发点可以引起后膝、小腿、跟腱和脚跟疼痛。很少情况下，比目鱼肌中的触发点指的是髂后上棘同侧的疼痛，比目鱼肌中的触发点可以限制主动和被动踝关节背屈，同时屈膝。与比目鱼肌触发点相关的症状包括小腿后部疼痛、脚后跟后部和下部疼痛以及足弓疼痛，这些症状因在倾斜表面行走、爬楼梯或跑步而加剧。比目鱼肌筋膜疼痛综合征的鉴别诊断应包括腰椎神经根性疼痛或神经根病变的筛查、骶髂关节的疼痛、跟腱肌病。

（二）解剖

比目鱼肌是一种双平面肌肉，位于腿部后壁浅层，与腓肠肌、足底肌共同构成腓肠肌群。比目鱼肌位于腿部后室腓肠肌的深处。比目鱼肌的近端附着源于胫骨后侧面的中线和中1/3、腓骨后表面的近1/4和腓骨头的后侧面。在比目鱼肌近端内侧和外侧起源之间形成纤维带，其中腘动脉、腘静脉和胫神经远端进入腿部。比目鱼肌纤维附着在腱膜的下方，也为腓肠肌提供附着。这种腱膜形成跟腱并插入跟骨后部。

根据纤维方向和筋膜附着的位置，比目鱼肌分为边缘、前、后三个部分。比目鱼肌的前部由内侧和外侧近端筋膜产生，这些筋膜融合形成前上睑。中央肌腱从比目鱼肌的前腱膜中出现，并向远端延伸，与跟腱的前部和中部融合。比目鱼肌的远端附着物与腓肠肌混合，形成跟骨或跟腱，插入跟骨后表面。跟腱的纤维在插入前大约扭曲90°。比目鱼肌的腱纤维附着在跟骨内侧1/3处，腓肠肌的纤维附着在外侧2/3处。事实上，比目鱼肌仅占腓肠三头肌插入跟腱的28%。

侧比目鱼肌位于比目鱼肌周围，与后腿前后筋膜直接相连。比目鱼肌边缘区纤维束的方向有助于前、后筋膜的收紧，提高肌肉收缩的效率。

1. 神经支配及血管分布：比目鱼肌由腰骶部L5、S1和S2神经根的神经丛发出的胫神经支配。比目鱼肌主要接受来自S1和S2的神经支配。由于血管结构与比目鱼肌的距离很近，在姿势控制的情况下，比目鱼肌发生的平缓的肌肉收缩显示了辅助作用，促进了下肢静脉血回流。比目鱼肌提供了一个主要的泵送作用，将血液从下肢回流到心脏。比目鱼肌中的静脉窦被肌肉的强烈收缩所压缩，从而使其静脉血液被强行输送到心脏。这种泵送作用（身体的第二心脏）依赖于腘静脉中的主管瓣膜。

腘动脉向下延伸至膝关节，形成胫后动脉，供应腿部后室的比目鱼肌、足底肌和屈指肌。

2. 功能：比目鱼肌的横截面积在腿部任何肌肉中都是最大的，它主要由慢抽搐、负责姿势控制的 I 型肌肉纤维和需要较慢运动速度的活动组成，如行走。比目鱼肌中 I 型肌肉纤维的优势表明，鞋底的作用在下肢静脉中，比目鱼肌肌肉最多，血管必须在高静脉压下回流血液。腘静脉通常有 4 个瓣膜，较深的静脉在肌肉收缩的泵送作用下更有瓣膜。

比目鱼肌的纤维方向对运动过程中不同的生物力学影响有着明显的影响。比目鱼肌后侧面的纤维长度较短，呈斜向，有助于产生更大的力量，在腿部产生稳定效果。比目鱼肌前肌纤维外侧长，内侧短。沿着前表面外侧的较长肌肉纤维被认为有助于产生踝关节足底弯曲力，而比目鱼肌内侧的较短纤维则有助于腿部的稳定。

比目鱼肌的前后纤维可通过提供踝关节足底弯曲和腿部负重位置的稳定来促进功能的变化。一些作者认为，在活动期间，比目鱼肌内侧和外侧的纤维大小的变化可能提供功能上的差异。腿后部的肌肉必须具有足够的灵活性，以允许 10°～15° 的踝关节背屈，同时在步态的早期站立阶段提供腿对脚的偏心控制和膝关节的稳定。在步态的后期站姿和推脱阶段，比目鱼肌和跖肌同心收缩，以帮助下肢向前推进。

（三）引发的牵涉痛模式

临床观察到肌肉有3个共同区域。最常见的肌腹远端、跟腱内侧、跟腱周围以及跟骨后部和下部出现疼痛的区域（图6-2-5）。这种临床模式可能与以下事实有关：比目鱼肌的这一区域受到跟腱的最大应力。第二个发生触发点的常见部位是胫骨和腓骨的比目鱼肌近端附着处下方约2.5～12.7 cm。常见的疼痛模式是沿着小腿后侧面的中线，低于腘窝，高于跟腱。触发点最不常见的部位是跟腱外侧的比目鱼肌远端。该区域的触发点参考疼痛

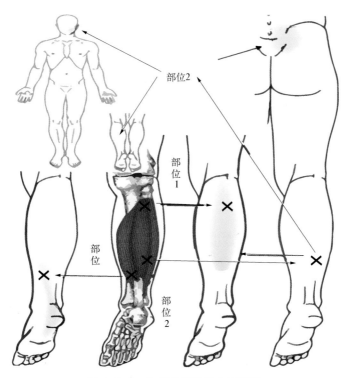

图6-2-5 比目鱼肌触发点示意图

模式可位于同侧骶髂关节。

在比目鱼肌的触发点中观察到两次异常的疼痛模式。该触发点指的是同侧颌骨深部和颞下颌关节的疼痛，每当该侧踝关节主动或被动背屈，但没有通常是比目鱼肌特征的疼痛。通过注射比目鱼肌，立即消除了颌骨疼痛和痉挛。偶尔，其他肌肉可能会注意到这种完全出乎意料的由触发点引起的疼痛，这强调了获得详细和全面的疼痛史的重要性。

（四）临床症状

比目鱼肌有触发点的个体会报告跟腱疼痛，包括内侧和外侧，一直延伸到脚后跟和脚后跟的足底。此外，位于比目鱼肌的触发点可以将孤立的剧痛复制到脚后跟的足底。患者可能在早上第一步或长时间休息后报告脚后跟足底疼痛难忍。这些症状与足底跟痛或足底筋膜炎的临床诊断相符。脚后跟疼痛是休闲跑步者最常见的疼痛报告之一。这些运动员可能会出现以前诊断脚后跟刺或足底筋膜炎时，问题实际是触发点在比目鱼肌。然而，还没有流行病学研究调查该人群中比目鱼肌触发点的流行情况。患者也可能报告夜间脚后跟疼痛；但是，报道夜间小腿痉挛与腓肠肌触发点更相关。

比目鱼肌的触发点也可能导致同侧骶髂关节疼痛和不适。在比目鱼肌内存在触发点可以在腿的后部产生"拉"或疼痛感，特别是在踝关节足底弯曲阻力或膝关节弯曲的被动背屈运动范围内。患者也可能会对手动触诊或机械性痛觉过敏产生过敏反应，事实上，从比目鱼肌传递来的疼痛在腿后部很深，这有助于区分由腓肠肌引起的较浅症状。

比目鱼肌收缩经常限制踝关节背屈；因此，患者可能会报告由于膝关节弯曲时踝关节背屈的限制而难以进行下蹲。比目鱼多动症患者容易出现腰痛，因为踝关节背屈的限制会导致他们过度倾斜和不适当地或低效地抬举。如果比目鱼肌触发点高度明显，患者还可能报告上坡或斜坡或上下楼梯的难度增加。不同的研究已经证明，在一次人工释放触发点或多模式治疗干预（包括释放触发点和伸展腓肠肌和比目鱼肌）后，踝关节背屈运动范围有了显著的改善。位于肌肉近端的比目鱼肌TrPs更容易干扰比目鱼肌静脉泵，引起小腿和脚部疼痛症状，以及脚和脚踝水肿。

四 胫骨后肌

（一）介绍

胫骨后肌是一种深双平面肌，近端有3个锥形部分组成：2个来自骨间膜和胫骨的内侧部分，1个来自腓骨和肌间隔的外侧部分。在远端，它插入舟状骨结节，所有的跗骨，除了距骨，以及第1跖骨到第4跖骨。它是一个强大的倒置和脚内收肌，它有助于脚踝足底弯曲。在负重时，尤其是在步态时，胫骨后肌的功能是将体重分配到距骨的头部，防止足部过度内旋，从而有助于脚踝的稳定。胫骨后肌中的触发点会在跟腱上产生疼痛，这种疼痛可以从小腿中部一直延伸到脚后跟和整个足底表面。触发点的激活和延续通常是由行走、跑步或凝视引起的，特别是在不平坦的地面或横向倾斜的表面上。不合脚的鞋子或磨损的鞋子会促进脚部的外翻和摇摆，以及过度的内旋，可能有助于胫骨后肌中TrPs的激活和持续。鉴别诊断应包括胫骨后肌腱功能障碍、胫骨内侧应激综合征和深后慢性劳累间隔综合征。纠正措施包括正确的坐姿和睡眠姿势以及自我减压技术。早期识别和治疗胫骨后触发点或肌肉/肌腱功能障碍对于减缓肌腱撕裂或断裂的进展和防止手术干预至关重要。

（二）解剖

胫骨后肌是小腿后部最深的肌肉。它位于胫骨前、后血管和后肌之间的骨间膜，长屈肌和趾长屈肌之间。其近端由3个部分组成，由胫骨前血管穿过的间隔隔开。2个内侧部分连接到骨间膜和胫骨体后表面的外侧区域。外侧部分连接到腓骨内侧表面，从横隔膜和相邻肌肉的隔膜。胫骨肌肉的附着通常持续到小腿远端的1/3处，直到胫后肌腱与趾长屈肌的交叉处，或者比胫后肌腱的交叉处更远。腓骨的附着物通常包括肌内隔膜，在这种情况下，肌肉是多平面的。在腿的远端1/4处，肌腱在内踝后面的趾长屈肌肌腱前通过。进入足部时，它会深入屈肌支持带，并向三角肌韧带浅层移动。在足部，它分为前、中、后3个部分，靠近舟骨。前组分是最浅和最大的，该组分是主肌腱的直接延续，主肌腱插入舟状骨结节和内侧楔形。肌腱的中间部分延伸到第2楔形和第3楔形、长方骨以及第2跖骨、第3跖骨和第4跖骨的基底。后部分是复发性的，从主肌腱开始，靠近舟骨，并作为1条带插入跟骨的尾端。

1. 神经支配及血管分布：胫骨神经为胫骨后肌提供L4和L5的供血，神经入口点的平均距离为外踝到腓骨头距离的75%。肌内分支显示至少1个肌内分支，最多4个肌内分支，位于肌肉长度的80%～90%。当这些细枝向远端伸展时，就会出现乔木状图案。在肌肉长度的30%～40%处可以观察到最远位置的屈肌末端。

胫骨神经从坐骨神经显露出来后，通过比目鱼肌弓前部，与胫骨后血管一起继续进入腿部。它的肌肉分支供应腿部后室的所有肌肉。胫骨神经位于腓肠肌和比目鱼肌深部，然后与屈肌长肌重叠。胫骨神经的分支变化范围很广，但在所有病例中，胫骨后肌由主神经腓骨侧的近端和远端分支支配。

胫骨后肌的血管化由胫后动脉和腓后动脉提供。远端，肌腱由内踝网动脉和足底内侧动脉供应。胫后肌腱的中间部分位于近端肌腱J功能和远端腱膜交界处，通常被称为分水岭区，这是一个低血管区。肌腱的这一区域常可见肌腱病变。

2. 功能：胫骨后肌作用于后足和中足的内翻和强烈内收（仰卧），有助于踝关节的足底弯曲，是一种强大的肌肉，是足部的主要内翻者。胫骨后肌、趾长屈肌和幻觉屈肌是足部的主要仰卧肌，胫骨后肌在后脚和中足的仰卧力最大。胫骨后肌力臂有利于踝关节的逆行，而胫骨前肌力臂则较小。

在体重的作用下，脚的内侧纵弓倾向于降低到地面，后脚呈内旋状，从而诱发了翼下关节和中足的内旋。在这方面，胫骨后肌在仰卧时具有比其他任何肌肉更好的反作用力，在负重时，它被经典地认为是维持内侧纵向弓的主要或动态支撑结构。基于肌电图（EMG）活动，胫骨后肌不做贡献，但在静态载荷条件下对足弓的支撑作用显著。然而，在没有胫骨后肌施加力的情况下发生的足部变化表明，它对维持正常的足部形态和姿势是必要的。胫骨后肌和腓骨长肌的共同收缩可能有助于支撑。防止脚部过度内旋的内侧足弓，特别是在快速行走和奔跑。胫骨后肌也有助于将体重分配到跗骨的头部，帮助将重量转移到脚的侧面，脚的侧面有强大的足底韧带，使之能够承受体重。

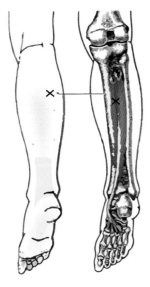

图6-2-6　胫骨后肌触发点
　　　　　示意图

（三）引发的牵涉痛模式

胫骨后肌在肌肉的任何部位都能显示触发点（图6-2-6）。所述疼痛主要集中在跟腱上，靠近跟骨，并可通过小腿中部向下延伸至足跟和足趾的整个足底表面。胫骨后肌触发点引起的疼痛不可能表现为单肌综合征。

（四）临床症状

在胫骨后肌中有触发点的个体在跑步或行走时可能会报告足部疼痛。脚掌和跟腱的足底表面，以及小腿中部和脚跟可能会感觉到相当严重的疼痛。患者将报告步行或跑步的难度增加，尤其是在不平坦的表面上，例如，在足够不规则的砾石或鹅卵石上，需要额外稳定足部。

（五）触发点的定位和超声引导操作

患者取仰卧位，下肢处于俯卧位，暴露患肢。使用高频线阵探头。采用长轴平面内技术，探头置于小腿后侧肌腹上段与中段。

（六）纠正措施

向前屈左膝和左髋，保持右膝和右臀伸直，使右腿和躯干在一条直线向后逐渐移动，直到右脚后跟离开地面为止。屈曲左膝和左髋关节，用手臂的推力使右脚后跟挤压地面，小腿和膝后面肌肉会感到拉伸（图6-2-8）。

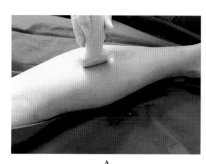 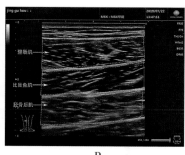

A   B

图6-2-7　超声引导下小腿后肌群触发点治疗探头摆放示意图（A、B）

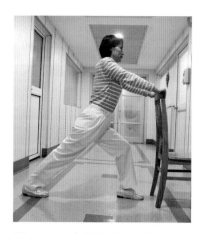

图6-2-8　起始位置及拉伸示意图

五　胫骨前肌

（一）介绍

胫骨前肌是踝关节最强壮的背外侧肌，是行走的主要肌肉之一。它通常发展触发点，并在前内侧踝关节和大脚趾的背内侧表面产生疼痛。有时，疼痛可能指前腿和后踝。这种肌肉对于行走时的力量吸收和足部间隙非常重要，在动态站立平衡中起着关键作用。胫骨前肌中的触发点可能由剧烈的行走、跑步和攀爬引起。下山或在崎岖不平的地形上行走也能激活胫骨前肌的触发点。鉴别诊断应包括神经根疼痛和/或神经根病变、慢性劳累间隔综合征、胫骨夹板和胫骨前肌疝气。纠正措施包括自我压力释放、自我拉伸、紧绷的拮抗剂腓肠肌和胫骨前肌，以及活动调节，以减少肌肉反复过载。

（二）解剖

胫骨前肌位于胫骨前缘外侧皮下。它起源于胫骨外髁、胫骨外表面的上半部分或2/3、深筋膜的深表面、相邻的骨间膜和自身与趾长伸肌之间的膜间隔。胫骨前肌的纤维会聚在其筋膜和肌腱上，呈圆周状，如车轮的辐条，并插入到延长肌肉长度的内轴肌腱中。肌腱在胫骨前下降并穿过到脚内侧，在内侧和足底远端插入内侧楔形表面和第1跖骨底部。胫骨前肌与趾长伸肌、第3肌腓骨肌、腓深神经、胫骨前动脉和静脉共用这个相对较小的隔间。腓深神经和胫骨前血管位于胫骨前肌深层的骨间膜上。

1. 神经支配及血管分布：腓深神经为胫前肌提供来自L4和L5脊神经腹侧分支的纤维，有时还提供骶神经丛的S1脊神经。

小腿前室的血管化由胫前动脉的一系列内侧和前支提供。近端，胫骨前返动脉有副供血。胫前肌腱由内踝前动脉、足背动脉、跗内动脉和胫后动脉的内踝和跟骨支供应。

2. 功能：胫骨前肌在姿势和步态方面具有重要作用。它通过控制过多的后位摆动来保持站立平衡，并帮助腿保持在固定脚上方的垂直位置。胫骨前肌在步态中偏心地起作用，以吸收力，以控制初次接触后脚的下降，并在摆动阶段集中起作用以保持脚的步态间隙。在非承重肢中，胫骨前肌在距骨关节处背屈脚，在距下和横向跗骨关节处使脚（内翻和内收）后仰；然而，在足底弯曲期间，它作为内翻者不活跃。站着时，胫骨前肌随着向后倾斜变得更加活跃，向前倾斜时活动停止，以任何速率运动。越向后倾斜，压力中心越靠近脚跟，胫骨前肌的肌电图（EMG）活动就越大。此外，这种肌肉有助于对较窄的姿势进行横向摆动控制，如双脚并拢和前后站姿。站立时胫骨前肌的潜在积极作用对老年人的跌倒预防具有相关意义。与年轻人相比，中年人踝关节的中外侧姿势控制受损。踝关节力量降低和踝背肌的扭矩发展率被认为是区分那些跌倒的人和那些没有跌倒的人的关键因素。与水平行走和上坡行走相比，下坡跑步机行走增加了对胫骨前肌的需求。

（三）引发的牵涉痛模式

胫骨前肌可在肌肉的任何部位表现出触发点。通常，在肌肉上1/3处发现疼痛和压痛，主要指踝关节的前内侧面以及大脚趾的背内侧面（图6-2-9）。此外，有时疼痛可能会向下延伸到胫骨到脚踝和脚的前内侧。触发点指的是前腿和后脚踝疼痛；大脚趾的后脚踝和背侧区域，包括腿、脚踝和脚；或者特别是指大脚趾的背侧表面。有时，肌腱连

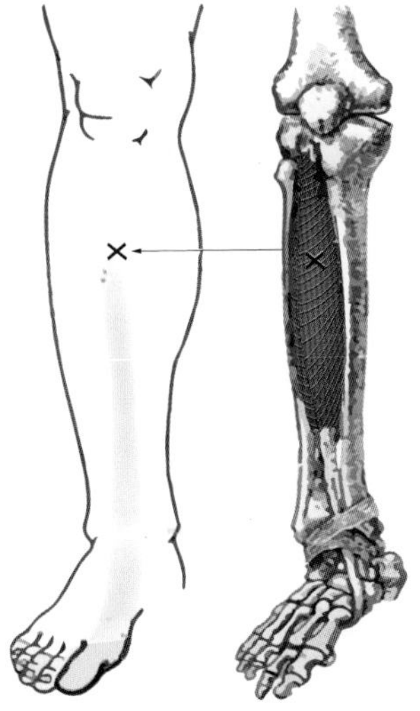

图6-2-9 胫骨前肌触发点示意图

接处附近的肌肉下半部会出现一条拉紧的带，并伴有压痛。后一种情况的转诊模式是严重的脚和膝盖灼痛，随着长时间站立而加剧。

（四）临床症状

胫骨前肌牵涉痛患者主要报告踝关节前内侧和大脚趾疼痛。其他症状的报告可能包括：由于步态时脚趾间隙不足而导致的背屈无力，可能表现为跌倒或绊倒，以及踝关节普遍无力。在没有任何关节损伤的证据的情况下，踝关节的疼痛运动可能会困扰患者。当脚趾长伸肌中的触发点导致额外的背屈无力时，功能丧失尤为明显。通常情况下，胫骨前肌触发点患者不报告夜间疼痛，并且整个夜间踝关节的足底弯曲位置不会影响该肌肉，除非其触发点足够活跃，导致一定程度的持续性转诊疼痛。胫骨前肌筋膜疼痛综合征偶尔单独表现为单肌综合征，但更常见的是与其他腿部肌肉的触发点相关。

（五）触发点的定位和超声引导操作

患者取仰卧位，下肢处于中立位，暴露患肢。使用高频线阵探头。采用长轴平面内技术，将探头置于小腿前侧胫骨表面中段处（图6-2-10）。

（六）纠正措施

右脚站立，左膝，小腿和脚的上半部分放在垫子上，以致左足部跖屈，臀部放在左侧踝部。手臂重叠放在右膝处以支撑身体。左侧臀部向下压着左足跟，使左足部跖屈，以致感到左侧小腿被拉伸（图6-2-11）。

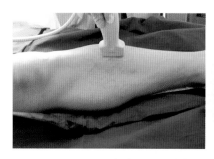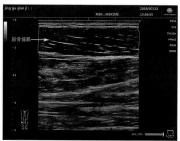

图6-2-10 超声引导下胫骨前肌触发点治疗探头摆放示意图

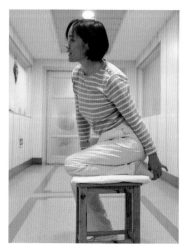

图6-2-11 起始位置及拉伸示意图

六 腓骨三肌

（一）介绍

腓骨长肌和腓骨短肌，以及腓浅神经，占据腿部的侧室。腓骨肌在足部和踝部功能中非常重要，并且在临床实践中是常见触发点。在步态时控制运动并有助于脚和脚踝的本体感觉以及共同负责外翻作用；腓骨长肌和腓骨短肌肌肉有助于跖屈，而腓骨第三肌肌有助于背屈。腓骨三肌中的触发点会产生踝关节外侧，上方，后方和下方的疼痛。疼痛还可以沿着足跟和足部的侧面延伸。有时，疼痛可能会覆盖小腿侧面的中1/3。这些肌肉中的触发点可能由于过度或剧烈的跑步，行走和跳跃而被激活或延续。在踝关节扭伤或腓骨骨折后，这些肌肉中的触发点非常常见。鉴别诊断应包括腓神经卡压，腰椎神经根痛，骨筋膜室综合征，踝关节扭伤，肌腱断裂，足部结构异常。纠正措施包括纠正支撑异常的足部姿势和力学，改变坐姿和睡眠姿势，自我压力释放技术，自我拉伸锻炼，活动改变，以及进行下肢本体感受和运动控制锻炼。

（二）解剖

腓骨长肌和腓骨短肌肌肉以及腓浅神经占据了腿的外侧隔室。它们使踝关节外翻和跖屈。腓骨第三肌肌肉和胫骨前肌以及腓深神经位于前室，它也会使脚外翻，但是，另外会产生脚踝背屈。腿的中间1/3的横截面，显示了隔室关系。解剖学家研究显示腓骨肌肉群的许多变化。在5.0%～8.2%的标本中没有腓骨第三肌肌肉。据报道，分叉的腓骨短肌往往会因此疼痛症状，需要手术矫正。

1. 腓骨长肌：腓骨长肌位于外侧小腿的上部，肌肉较长且表浅。近端，它起源于腓骨小头和腓骨近端的2/3，偶尔来自胫骨外侧髁的一些纤维。在远端，它在腿的中间1/3延续为肌腱。在外踝后面的长肌腱弯曲并穿过与腓骨短肌肌腱共有的凹槽。通过上部支撑带将沟槽转换成管道，使得位于长腱肌腱前方的长肌肌腱和缺腱肌的肌腱包含在共同的滑膜鞘中。如果环状支撑带因受伤而破裂并且无法愈合，则肌腱可能会从沟槽脱出。在跟骨的外侧，这些肌腱占据了单独的骨腱膜管。长肌的肌腱再次急剧弯曲并在骰骨的前下方的凹槽中延伸。然后它倾斜地穿过脚底并通过2个滑动插入，一个插入到第1跖骨基部的侧面，一个插入到内侧楔形的外侧。腓骨长肌的长肌腱与第1跖骨基底内侧上的胫骨前肌的肌腱相对。

2. 腓骨短肌：腓骨短肌比腓骨长肌更短小并且位于腓骨长肌的深处。腓骨短肌的腹部向远端延伸超过腓骨长肌的肌腹。近端，腓骨短肌起源于腓骨外侧面的远端2/3，在腓骨长肌之前，并且邻近肌间隔。这种肌肉的肌腱与普通滑膜鞘内的腓骨长肌的肌腱一起移动，因为它在上睑支撑下的外踝后面弯曲。更远的地方，这些肌腱有单独的滑膜鞘。在跟骨外侧向上延伸到远侧肌腱的肌腱上方，并向远侧插入第5跖骨基部背外侧的结节。

3. 第三腓骨肌：第三腓骨肌肌肉在解剖学和功能上与其他2个腓骨肌肉不同。这种肌肉在类人猿中是不存在的，并且被假设为最近添加了人类足部并获得双足步态以支持相对较弱的人类中足并使双足步态更加有效和有效。虽然腓骨第三肌肌肉位于横向并且在趾长伸肌附近平行延伸，但它通常在解剖学上与趾长伸肌有所区别。有些描述第三腓骨肌肌肉是伸肌腱长肌的一部分并且可能将其标记为"第五个肌腱"。最近的一项荟萃分析包括3 628例个体，证明了第三腓骨肌肌肉在人类中非常普遍（93.2%）。它起源于纤维的远端半部（70.2%），远端1/3的纤维（13%），或来自趾长伸肌本身（1.5%）。此外，它附着于邻近的前部骨间膜表面和前肌间隔，2个外侧肌腱附着在隔膜的另一侧。第三腓骨肌肌肉通常与趾长伸肌一样大或大于趾长伸肌。第三腓骨肌肌腱沿着跖骨基部的内侧表面广泛插入结节，不像趾长伸肌腱，附着于四侧近端趾骨。除了跖骨外的插入点已经在覆盖第4骨间隙（16.7%）和第4跖骨基部（11.9%）的筋膜上观察到。这些腱状突起在脚的被动倒置期间呈螺旋状收紧或伸直和放松在被动外翻期间。

4. 神经支配及血管分布：腓浅神经的分支支配腓骨长肌和腓骨短肌。这种神经包含来自L4、L5和S1脊神经的纤维。腓深神经支配前筋膜室中的腓骨第三肌，仅来自L5和S1脊神经的纤维。

5. 功能：腓骨长短肌和第三腓骨肌充当踝关节的动态稳定器，并且在本体感觉中非常重要，且与踝关节外侧韧带的状态无关。在机械稳定的踝关节中，腓骨肌功能不佳会给患者带来不稳定感。腓骨肌都可以外翻非负重脚踝。这些肌肉的一个主要区别在于，由于肌腱在脚踝关节前面或后面穿过，像大多数其他下肢肌肉一样，腓骨肌经常起到控制运动而不是产生运动的作用。当在慢跑，站立和行走期间，这种功能对于腓骨长短肌尤为明显。此时，这些肌肉通常通过离心收缩起作用。相比之下，腓骨第三肌被认为主要在摆动阶段与伸趾长肌和胫骨前肌一起工作以背屈踝关节。

（三）引发的牵涉痛模式

腓骨长肌和腓骨短肌的TrPs主要在外侧踝上方，后方和下方的疼痛；它们也沿着足的侧面延伸一小段距离，腓骨长肌的疼痛模式也可能覆盖腿中部1/3的外侧面。较少见的疼痛模式是在足背上向远端延伸（图6-2-12）。

（四）临床症状

3个腓骨肌中的任何一个的触发点均可以导致患者报告"脚踝无力"。患有腓骨肌TrPs的患者报告踝关节和外踝后面的疼痛和压痛，特别是在踝关节外踝扭伤后。踝关节不稳定会限制在篮球、足球、体操或曲棍球等运动中的高级别活动中的运动表现。

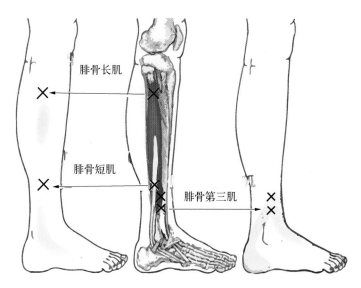

腓骨长肌

腓骨短肌

腓骨第三肌

图6-2-12　腓骨三肌触发点示意图

患有腓骨肌TrPs的患者，除了可能因为肌腱支撑不足而反复扭伤他们的脚踝外，还容易发生踝关节骨折。通过脚踝上的支具来治疗骨折，其固定了腓骨肌的肌肉，可能会加剧和延续引起踝关节疼痛的腓骨肌TrPs。在这种情况下，骨折可以愈合或完全愈合，而不是导致患者报告和持续踝关节疼痛的原因。

（五）触发点的定位和超声引导操作

患者取仰卧位，下肢处于中立位，暴露患肢。使用高频线阵探头。采用长轴平面内技术，将探头置于小腿外侧中段与下段处（图6-2-13）。

（六）纠正措施

同大腿后侧肌群。

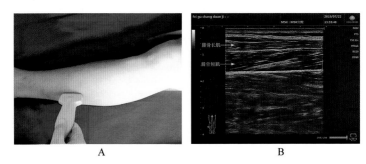

图6-2-13　超声引导下腓骨三肌触发点治疗探头摆放示意图（A、B）

参 考 文 献

［1］刘延青，崔健君.实用疼痛学［M］.北京：人民卫生出版社，2013.

［2］樊碧发，刘延青.疼痛科医生手册［M］.北京：人民卫生出版社，2016.

［3］黄强民，庄小强，谭树生.肌筋膜疼痛触发点的诊断与治疗［M］.南宁：广西科学技术出版社，2009.12

［4］邢更彦.骨肌疾病体外冲击波疗法［M］.北京：人民军医出版社，2015.12.

［5］隋鸿锦，于胜波，李哲.肌肉链——脊柱的螺旋稳定［M］.北京：电子工业出版社，2017.

［6］汪华侨，郭开华，麦全安.功能解剖：肌与骨骼的解剖、功能及触诊［M］.天津：天津科技翻译出版有限公司，2013.

［7］SIMONS DG, TRAVELL JG, SIMONS LS. Travell and Simons' myofascial pain and dysfunction: the trigger point manual. Volume1: upper half of body. Baltimore: Williams & Wilkins. 1999: 71−72.

［8］MENSE S, SIMONS DG, RUSSEII IJ. Muscial pain: understanding its nature, diagnosis, and treatment［M］. Philadelphia: Lippincott Williams & Wilkins: 2001: 15−160.

［9］ ARENDT-NIELSEN L, NIE H, LAURSEN MB, et al. Sensitization in patients with painful knee osteoarthritis ［J］. Pain. 2010; 149(3): 573-581.

［10］ AKAMATSU FE, AYRES BR, SALEH SO, et al. Trigger points: an anatomical substratum. BioMed Res Int. 2015: 623287.

［11］ PODICHETTY VK, MAZANEC DJ, BISCUP RS. Chronic non-malignant musculoskeletal pain in older adults: clinical issues and opioid intervention ［J］. Postgraduate Medical Journal, 2003; 79: 627-633.

［12］ GIAMBERARDINO MA, AFFAITATI G, FABRIZIO A, et al. Myofascial pain syndromes and their evaluation ［J］. Best Pract Res Clin Rheumatol, 2011, 25(2): 185-198.

［13］ TOUGH E A, WHITE A R, RICHARDS S, et al. Variability of Criteria Used to Diagnose Myofascial trigger point pain syndrome — evidence from a review of the literature ［J］. The Clinical Journal of Pain, 2007, 23(3): 278-286.

［14］ MAJLESI J, UNALAN H. Effect of Treatment on Trigger Points ［J］. Current Pain & Headache Reports, 2010, 14(5): 353-360.

［15］ AFFAITATI G, FABRIZIO A, SAVINI A, et al. A randomized, controlled study comparing a lidocaine patch, a placebo patch, and anesthetic injection for treatment of trigger points in patients with myofascial pain syndrome: Evaluation of pain and somatic pain thresholds ［J］. Clinical Therapeutics, 2009, 31(4): 705-720.

[16] SIKDAR S, SHAH J P, GEBREAB T, et al. Novel Applications of Ultrasound Technology to Visualize and Characterize Myofascial Trigger Points and Surrounding Soft Tissue [J]. Archives of Physical Medicine & Rehabilitation, 2009, 90(11): 0−1838.

[17] SRBELY JZ, DICKEY J, LEE DM, et al. Lowerison. Needle stimulation of a myofascial trigger point causes segmental antinociceptive effects [J]. Journal of Rehabilitation Medicine, 2010(42): 463−468.

[18] SIMONS DG, TRAVELL JG, SIMONS LS. Travell and Simons' myofascial pain and dysfunction: the trigger point manual. Volume1: upper half of body. Baltimore: Williams & Wilkins. 1999: 71−72.

[19] SOLA AE, RODENBERGER ML, GETTYS BB. Incidence of hypersensitive areas in posterior shoulder muscles; a survey of two hundred young adults [J]. Am J Phys Med. 1955; 34(6): 585−590.

[20] MCDONALD S, FREDERICSON M, ROH EY, et al. Basic appearance of ultrasound structures and pitfalls [J]. Phys Med Rehabil Clin N Am. 2010 Aug; 21(3): 461−479.

[21] JACOBSON JA. Musculoskeletal ultrasound update [J]. Semin Musculoskelet Radiol. 2013 Feb; 17(1): 1−2.

[22] COOK CR. Ultrasound Imaging of the Musculoskeletal System [J]. Vet Clin North Am Small Anim Pract. 2016 May; 46(3): 355−371.

[23] CZYRNY Z. Standards for musculoskeletal ultrasound [J].

J Ultrason. 2017 Sep; 17(70): 182-187.

[24] FORNEY MC, DELZELL PB. Musculoskeletal ultrasonography basics [J] . Cleve Clin J Med. 2018 Apr; 85(4): 283-300.

[25] HALLIWELL M. A tutorial on ultrasonic physics and imaging techniques [J] . Proc Inst Mech Eng H. 2010; 224(2): 127-142.

[26] BARCAUI EDE O, CARVALHO AC, LOPES FP, et al. High frequency ultrasound with color Doppler in dermatology [J] . An Bras Dermatol. 2016 May-Jun; 91(3): 262-273.

[27] FORNEY MC, DELZELL PB. Musculoskeletal ultrasonography basics [J] . Cleve Clin J Med. 2018 Apr; 85(4): 283-300.

[28] STANDRING S. Gray's Anatomy — The Anatomical Basis of Clinical Practice 41st Edition [M] . London, UK: Elsevier, 2015.

[29] LEE J, JUNG W. A pair of atypical rhomboid muscles [J] . Korean J Phys Anthropol, 2015, 28(4): 247-251.

[30] SULTAN H E, YOUNIS E G. Role of dorsal scapular nerve entrapment in unilateral interscapular pain [J] . Arch Phys Med Rehabil, 2013, 94(6): 1118-1125.

[31] TUBBS R S, TYLER-KABARA E C, AIKENS A C, et al. Surgical anatomy of the dorsal scapular nerve [J] . J Neurosurg, 2005, 102(5): 910-911.

[32] MOSELEY J J, JOBE F W, PINK M, et al. EMG analysis of the scapular muscles during a shoulder rehabilitation program

[J] . Am J Sports Med, 1992, 20(2): 128−134.

[33] CASTELEIN B, CAGNIE B, PARLEVLIET T, et al. Optimal Normalization Tests for Muscle Activation of the Levator Scapulae, Pectoralis Minor, and Rhomboid Major: An Electromyography Study Using Maximum Voluntary Isometric Contractions [J] . Arch Phys Med Rehabil, 2015, 96(10): 1820−1827.

[34] GINN K A, HALAKI M, CATHERS I. Revision of the Shoulder Normalization Tests is required to include rhomboid major and teres major [J] . J Orthop Res, 2011, 29(12): 1846−1849.

[35] KENDALL F, MCGEARY EK. Muscles: Testing and Function, with Posture and Pain [M] . Baltimore: Lippincott Williams & Wilkins, 2005.

[36] KELLGREN J H. Observations on referred pain arising from muscle [J] . Clin Sci, 1938(3): 1−75.

[37] STANDRING S. Cray's Anatomy: The Anatomical Basis of Clinical Practice [M] . 41 st ed. London, UK: Elsevier, 2015.

[38] TRAVELL J. Basis for the multiple uses of local block of somatic trigger areas; procaine infiltration and ethyl chloride spray [J] . Miss Valley Med J, 1949, 71(1): 13−21.

[39] TRAVELL J, RINZLER S H. Pain syndromes of the chest muscles; resemblance to effort angina and myocardial infarction, and relief by local block [J] . Can Med Assoc J, 1948, 59(4): 333−338.

[40] TRAVELL J, RINZLER S, HERMAN M. Pain and disability

of the shoulder and arm: treatment by intramuscular infltration with procaine hydrochloride. [J] . JAMA, 1942, 120: 417–422.

[41] MCCARTHY C, HARMON D. A technical report on ultrasound-guided scapulocostal syndrome injection [J] . Irish journal of medical science, 2016.

[42] POULIART N, GAGEY O. Significance of the latissimus dorsi for shoulder instability. I. Variations in its anatomy around the humerus and scapula [J] . Clin Anat, 2005, 18(7): 493–499.

[43] BOGDUK N, JOHNSON G, SPALDING D. The morphology and biomechanics of latissimus dorsi [J] . Clin Biomech (Bristol, Avon), 1998, 13(6): 377–385.

[44] TRAVELL J, RINZLER S H. Pain syndromes of the chest muscles; resemblance to effort angina and myocardial infarction, and relief by local block [J] . Can Med Assoc J, 1948, 59(4): 333–338.

[45] SIMONS D G, TRAVELL J G. The latissimus dorsi syndrome: a source of mid-back pain [J] . Arch Phys Med Rehabil, 1976(57): 561.

[46] SANCHEZ E R, SANCHEZ R, MOLIVER C. Anatomic relationship of the pectoralis major and minor muscles: a cadaveric study [J] . Aesthet Surg J, 2014, 34(2): 258–263.

[47] LEE C B, CHOI S J, AHN J H, et al. Ectopic insertion of the pectoralis minor tendon: inter-reader agreement and findings in the rotator interval on MRI [J] . Korean J Radiol, 2014, 15(6): 764–770.

［48］ WEINSTABL R, HERTZ H, FIRBAS W. Connection of the ligamentum coracoglenoidale with the muscular pectoralis minor［J］. Acta Anat (Basel), 1986, 125(2): 126−131.

［49］ SATO T, AKATSUKA H, KITO K, et al. Age changes in size and number of muscle fibers in human minor pectoral muscle ［J］. Mech Ageing Dev, 1984, 28(1): 99−109.

［50］ HALEY C A, ZACCHILLI M A. Pectoralis major injuries: evaluation and treatment［J］. Clin Sports Med, 2014, 33(4): 739−756.

［51］ MEHTA V, BALIYAN R, ARORA J, et al. Unusual innervation pattern of pectoralis minor muscle-anatomical description and clinical implications［J］. Clin Ter, 2012, 163(6): 499−502.

［52］ PORZIONATO A, MACCHI V, STECCO C, et al. Surgical anatomy of the pectoral nerves and the pectoral musculature ［J］. Clin Anat, 2012, 25(5): 559−575.

［53］ CASTELEIN B, CAGNIE B, PARLEVLIET T, et al. Optimal Normalization Tests for Muscle Activation of the Levator Scapulae, Pectoralis Minor, and Rhomboid Major: An Electromyography Study Using Maximum Voluntary Isometric Contractions［J］. Arch Phys Med Rehabil, 2015, 96(10): 1820−1827.

［54］ OATIS C A. Kinesiology: The Mechanics and Pathomechanics of Human Movement［M］. Baltimore, MD: Lippinott, Williams & Wilkins, 2009: 164.

［55］ TRAVELL J, RINZLER S H. The myofascial genesis of pain

[J] . Postgrad Med, 1952, 11(5): 425–434.

[56] RINZLER S H, TRAVELL J. Therapy directed at the somatic component of cardiac pain [J] . Am Heart J, 1948, 35(2): 248–268.

[57] LAWSON G E, HUNG L Y, KO G D, et al. A case of pseudo-angina pectoris from a pectoralis minor trigger point caused by cross-country skiing [J] . J Chiropr Med, 2011, 10(3): 173–178.

[58] BRON C, DOMMERHOLT J, STEGENGA B, et al. High prevalence of shoulder girdle muscles with myofascial trigger points in patients with shoulder pain [J] . BMC Musculoskelet Disord, 2011, 12: 139.

[59] SANDERS R J, RAO N M. The forgotten pectoralis minor syndrome: 100 operations for pectoralis minor syndrome alone or accompanied by neurogenic thoracic outlet syndrome [J] . Ann Vasc Surg, 2010, 24(6): 701–708.

[60] SANDERS R J, ANNEST S J. Thoracic outlet and pectoralis minor syndromes [J] . Semin Vasc Surg, 2014, 27(2): 86–117.

[61] VEMURI C, WITTENBERG A M, CAPUTO F J, et al. Early effectiveness of isolated pectoralis minor tenotomy in selected patients with neurogenic thoracic outlet syndrome [J] . J Vasc Surg, 2013, 57(5): 1345–1352.

[62] PETILON J, ELLINGSON C L, SEKIYA J K. Pectoralis major muscle ruptuces [J] . Oper Tech Sports Med, 2005, 13(3): 162–168.

［63］ELMARAGHY A W, DEVEREAUX M W. A systematic review and comprehensive classification of pectoralis major tears ［J］. J Shoulder Elbow Surg, 2012, 21(3): 412-422.

［64］HALEY C A, ZACCHILLI M A. Pectoralis major injuries: evaluation and treatment ［J］. Clin Sports Med, 2014, 33(4): 739-756.

［65］BRON C, DOMMERHOLT J, STEGENGA B, et al. High prevalence of shoulder girdle muscles with myofascial trigger points in patients with shoulder pain ［J］. BMC Musculoskelet Disord, 2011, 12: 139.

［66］HIDALGO-LOZANO A, FERNANDEZ-DE-LAS-PENAS C, ALONSO-BLANCO C, et al. Muscle trigger points and pressure pain hyperalgesia in the shoulder muscles in patients with unilateral shoulder impingement: a blinded, controlled study ［J］. Exp Brain Res, 2010, 202(4): 915-925.

［67］ALONSO-BLANCO C, FERNANDEZ-DE-LAS-PENAS C, MORALES-CABEZAS M, et al. Multiple active myofascial trigger points reproduce the overall spontaneous pain pattern in women with fibromyalgia and are related to widespread mechanical hypersensitivity ［J］. Clin J Pain, 2011, 27(5): 405-413.

［68］MOCCIA D, NACKASHI A A, SCHILLING R, et al. Fascial bundles of the infraspinatus fascia: anatomy, function, and clinical considerations ［J］. J Anat, 2016, 228(1): 176-183.

［69］FABRIZIO P A, CLEMENTE F R. Anatomical structure and nerve branching pattern of the human infraspinatus muscle

[J] . J Bodyw Mov Ther, 2014, 18(2): 228−232.

[70] BURKHART S S, ESCH J C, JOLSON R S. The rotator crescent and rotator cable: an anatomic description of the shoulder's "suspension bridge" [J] . Arthroscopy, 1993, 9(6): 611−616.

[71] SHIN C, LEE S E, YU K H, et al. Spinal root origins and innervations of the suprascapular nerve [J] . Surg Radiol Anat, 2010, 32(3): 235−238.

[72] REED D, CATHERS I, HALAKI M, et al. Does supraspinatus initiate shoulder abduction? [J] . J Electromyogr Kinesiol, 2013, 23(2): 425−429.

[73] JA P, C D. Mechanical Shoulder Disorders: Perspectives in Functional Anatomy [M] . St. Louis, MO: Saunders, 2004: 65−66.

[74] SAKITA K, SEELEY M K, MYRER J W, et al. Shoulder-muscle electromyography during shoulder external-rotation exercises with and without slight abduction [J] . J Sport Rehabil, 2015, 24(2): 109−115.

[75] REINOLD M M, WILK K E, FLEISIG G S, et al. Electromyographic analysis of the rotator cuff and deltoid musculature during common shoulder external rotation exercises [J] . J Orthop Sports Phys Ther, 2004, 34(7): 385−394.

[76] WATTANAPRAKORNKUL D, HALAKI M, BOETTCHER C, et al. A comprehensive analysis of muscle recruitment patterns during shoulder flexion: an electromyographic study

[J] . Clin Anat, 2011, 24(5): 619−626.

[77] REED D, CATHERS I, HALAKI M, et al. Does load influence shoulder muscle recruitment patterns during scapular plane abduction? [J] . J Sci Med Sport, 2016, 19(9): 755−760.

[78] TRAVELL J, RINZLER S H. The myofascial genesis of pain [J] . Postgrad Med, 1952, 11(5): 425−434.

[79] TRAVELL J, RINZLER S H. Pain syndromes of the chest muscles; resemblance to effort angina and myocardial infarction, and relief by local block [J] . Can Med Assoc J, 1948, 59(4): 333−338.

[80] TRAVELL J. Basis for the multiple uses of local block of somatic trigger areas; procaine infiltration and ethyl chloride spray [J] . Miss Valley Med J, 1949, 71(1): 13−21.

[81] RUBIN D. Myofascial trigger point syndromes: an approach to management [J] . Arch Phys Med Rehabil, 1981, 62(3): 107−110.

[82] BONICA J J. The Management of Pain [M] . 2nd ed. Philadelphia, PA: Lea & Febiger, 1990: 947−958.

[83] RACHLIN E S. Injection of specifc trigger points [M] . Louis, MO: Mosby, 1994: 197−360.

[84] KELLGREN J H. Observations on referred pain arising from muscle. [J] . Clin Sci, 1938(3): 175−190.

[85] QERAMA E, KASCH H, FUGLSANG−FREDERIKSEN A. Occurrence of myofascial pain in patients with possible carpal tunnel syndrome — a single-blinded study [J] . Eur J Pain, 2009, 13(6): 588−591.

［86］ HAINS G, DESCARREAUX M, LAMY A M, et al. A randomized controlled (intervention) trial of ischemic compression therapy for chronic carpal tunnel syndrome ［J］. J Can Chiropr Assoc, 2010, 54(3): 155-163.

［87］ BRON C, DOMMERHOLT J, STEGENGA B, et al. High prevalence of shoulder girdle muscles with myofascial trigger points in patients with shoulder pain ［J］. BMC Musculoskelet Disord, 2011, 12: 139.

［88］ CASTALDO M, GE H Y, CHIAROTTO A, et al. Myofascial trigger points in patients with whiplash-associated disorders and mechanical neck pain ［J］. Pain Med, 2014, 15(5): 842-849.

［89］ FERNANDEZ-LAO C, CANTARERO-VILLANUEVA I, FERNANDEZ-DE-LAS-PENAS C, et al. Myofascial trigger points in neck and shoulder muscles and widespread pressure pain hypersensitivtiy in patients with postmastectomy pain: evidence of peripheral and central sensitization ［J］. Clin J Pain, 2010, 26(9): 798-806.

［90］ FERNANDEZ-DE-LAS-PENAS C, GROBLI C, ORTEGA-SANTIAGO R, et al. Referred pain from myofascial trigger points in head, neck, shoulder, and arm muscles reproduces pain symptoms in blue-collar (manual) and white-collar (office) workers ［J］. Clin J Pain, 2012, 28(6): 511-518.

［91］ HIDALGO-LOZANO A, FERNANDEZ-DE-LAS-PENAS C, ALONSO-BLANCO C, et al. Muscle trigger points and pressure pain hyperalgesia in the shoulder muscles in patients with unilateral shoulder impingement: a blinded, controlled study [J]. Exp Brain Res, 2010, 202(4): 915-925.

[92] SOLA A E, WILLIAMS R L. Myofascial pain syndromes [J]. Neurology, 1956, 6(2): 91-95.

[93] DILORENZO L, TRABALLESI M, MORELLI D, et al. Hemiparetic Shoulder Pain Syndrome Treated with Deep Dry Needling During Early Rehabilitation: A Prospective, Open-Label, Randomized Investigation [J]. 2004, 12(2): 25-34.

[94] GE H Y, FERNANDEZ-DE-LAS-PENAS C, MADELEINE P, et al. Topographical mapping and mechanical pain sensitivity of myofascial trigger points in the infraspinatus muscle [J]. Eur J Pain, 2008, 12(7): 859-865.

[95] PACE J B. Commonly overlooked pain syndromes responsive to simple therapy [J]. Postgrad Med, 1975, 58(4): 107-113.

[96] GREINER A, GOLSER K, WAMBACHER M, et al. The course of the suprascapular nerve in the supraspinatus fossa and its vulnerability in muscle advancement [J]. J Shoulder Elbow Surg, 2003, 12(3): 256-259.

[97] WICKHAM J, PIZZARI T, STANSFELD K, et al. Quantifying 'normal' shoulder muscle activity during abduction [J]. J Electromyogr Kinesiol, 2010, 20(2): 212-222.

[98] KWON W, JANG H, JUN I. Comparison of supraspinatus cross-sectional areas according to shoulder abduction angles [J]. J Phys Ther Sci, 2015, 27(2): 539-541.

[99] TRAVELL J, RINZLER S H. The myofascial genesis of pain [J]. Postgrad Med, 1952, 11(5): 425-434.

［100］ STEINBROCKER O, ISENBERG S A, SILVER M, et al. Observations on pain produced by injection of hypertonic saline into muscles and other supportive tissues ［J］. J Clin Invest, 1953, 32(10): 1045−1051.

［101］ HOLTBY R, RAZMJOU H. Validity of the supraspinatus test as a single clinical test in diagnosing patients with rotator cuff pathology ［J］. J Orthop Sports Phys Ther, 2004, 34(4): 194−200.

［102］ BRON C, DOMMERHOLT J, STEGENGA B, et al. High prevalence of shoulder girdle muscles with myofascial trigger points in patients with shoulder pain ［J］. BMC Musculoskelet Disord, 2011, 12: 139.

［103］ HIDALGO−LOZANO A, FERNANDEZ−DE−LAS− PENAS C, ALONSO−BLANCO C, et al. Muscle trigger points and pressure pain hyperalgesia in the shoulder muscles in patients with unilateral shoulder impingement: a blinded, controlled study ［J］. Exp Brain Res, 2010, 202(4): 915−925.

［104］ WEED N D. When shoulder pain isn't bursitis. The myofascial pain syndrome ［J］. Postgrad Med, 1983, 74(3): 97−98, 101−102, 104.

［105］ OHMORI A, IRANAMI H, FUJII K, et al. Myofascial involvement of supra- and infraspinatus muscles contributes to ipsilateral shoulder pain after muscle-sparing thoracotomy and video-assisted thoracic surgery ［J］. J Cardiothorac Vasc Anesth, 2013, 27(6): 1310−1314.

［106］ KELLY M. Some rules for the employment of local analgesia in the treatment of somatic pain ［J］. Med J Aust, 1947, 1(8): 235−239.

［107］ HAGBERG M. Local shoulder muscular strain — symptoms and disorders ［J］. J Hum Ergol (Tokyo), 1982, 11(1): 99−108.

［108］ CHAFIK D, GALATZ L M, KEENER J D, et al. Teres minor muscle and related anatomy ［J］. J Shoulder Elbow Surg, 2013, 22(1): 108−114.

［109］ REED D, CATHERS I, HALAKI M, et al. Does supraspinatus initiate shoulder abduction? ［J］. J Electromyogr Kinesiol, 2013, 23(2): 425−429.

［110］ KUROKAWA D, SANO H, NAGAMOTO H, et al. Muscle activity pattern of the shoulder external rotators differs in adduction and abduction: an analysis using positron emission tomography ［J］. J Shoulder Elbow Surg, 2014, 23(5): 658−664.

［111］ ESCOBAR P L, BALLESTEROS J. Teres minor. Source of symptoms resembling ulnar neuropathy or C8 radiculopathy ［J］. Am J Phys Med Rehabil, 1988, 67(3): 120−122.

［112］ BRON C, DOMMERHOLT J, STEGENGA B, et al. High prevalence of shoulder girdle muscles with myofascial trigger points in patients with shoulder pain ［J］. BMC Musculoskelet Disord, 2011, 12: 139.

［113］ PASSIGLI S, PLEBANI G, POSER A. Acute effects of dry needling on posterior shoulder tightness. A case report ［J］.

Int J Sports Phys Ther, 2016, 11(2): 254−263.

［114］ S S. Gray's Anatomy: The Anatomical Basis of Clinical Practice ［M］. 41st ed. London, UK: Elsevier, 2015.

［115］ REED D, CATHERS I, HALAKI M, et al. Does supraspinatus initiate shoulder abduction? ［J］. J Electromyogr Kinesiol, 2013, 23(2): 425−429.

［116］ WARD S R, HENTZEN E R, SMALLWOOD L II, et al. Rotator cuff muscle architecture: implications for glenohumeral stability ［J］. Clin Orthop Relat Res, 2006, 448: 157−163.

［117］ HALDER A M, ZHAO K D, ODRISCOLL S W, et al. Dynamic contributions to superior shoulder stability ［J］. J Orthop Res, 2001, 19(2): 206−212.

［118］ HEUBERER P, KRANZL A, LAKY B, et al. Electromyographic analysis: shoulder muscle activity revisited ［J］. Arch Orthop Trauma Surg, 2015, 135(4): 549−563.

［119］ TRAVELL J, RINZLER S H. The myofascial genesis of pain ［J］. Postgrad Med, 1952, 11(5): 425−434.

［120］ HIDALGO−LOZANO A, FERNANDEZ−DE−LAS− PENAS C, ALONSO−BLANCO C, et al. Muscle trigger points and pressure pain hyperalgesia in the shoulder muscles in patients with unilateral shoulder impingement: a blinded, controlled study ［J］. Exp Brain Res, 2010, 202(4): 915−925.